高次脳機能障害の病態 ケア リハ がトータルにわかる

編著

浜松市リハビリテーション病院
高次脳機能センター

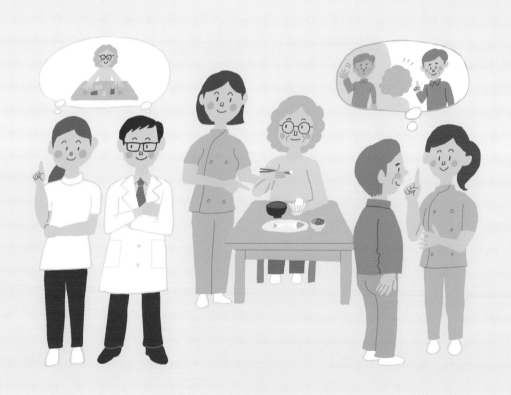

照林社

はじめに
― 医師の立場から ―

　人は誰しも「自分の脳」を1つだけもっています。そこには、思い出、経験、人間関係、考え方、性格、癖などすべてが詰めこまれており、その人自身といえます。

　私が修行した東北大学脳神経外科の初代教授である鈴木二郎先生は、著書『脳と脳』（あゆみ出版、1984）のなかで、「われわれはすばらしい脳を一つずつ持っているが、しかし、一人だけでは暮らしていけないのもわれわれであり、脳と脳との接触が無ければ社会的にも成り立たないし、いろんなものも生まれてこない」と記されています。つまり、高次脳機能障害の医療とは「健常な脳」が「傷んだ脳」に向き合い、助け、時には患者さんの脳に私たちも影響を受け、そしてまた違う脳にかかわっていくことだと思うのです。

　本書は、そのような「脳と脳」が接触する診療の最前線で、高次脳機能障害患者さんたちにかかわるスタッフが気軽に読めるように、浜松市リハビリテーション病院で本障害の診療に当たっている医師、看護師、作業療法士や言語聴覚士、医療ソーシャルワーカーのみなさんとともに、これまでの知識と経験をわかりやすくまとめたものです。

　日々の臨床で、お役立ていただければ幸いです。

2021年10月

浜松市リハビリテーション病院
高次脳機能センター長
医師　**昆　博之**

はじめに
― 看護師の立場から ―

　2021 年に開催された東京パラリンピックで、さまざまな障害を持ったアスリートたちが、身体的な特徴を生かし、鍛え抜いた身体や「個」にあった装具（義足や車椅子など）を身につけて競技している姿を観て、私は胸が熱くなりました。アスリート自身のがんばりに加え、アスリートを支える人たちが、そのアスリートを熟知して支援していることを実感したためです。それだけでなく、アスリートたちは、メダルを取ることだけでなく、障害を幅広く理解してもらうことを自身の役割ととらえ、競技しているように感じられました。

　高次脳機能障害では、病気やケガで脳に障害を受けたことによって、さまざまな症状が出現します。しかし、出現したのは同じ症状であっても、患者さん個々により、症状の出方は違います。病前の生活環境や退院後の生活（社会参加など）も違います。そのような状況下で、退院に向けて必要な能力を身につける（習得する）ために、リハビリテーションが行われるのです。

　高次脳機能障害のリハビリテーションでは、患者さんを取り巻く医療者（医師・看護師・療法士・社会福祉士など）が連携し、チームで患者さんや家族の支援をしていきます。私たち医療者は、パラリンピックでアスリートをサポートする人たちと同じように、入院中は患者さんや家族が退院後の生活に必要な能力を習得できるように、退院後は地域で継続して生活できるように、多職種で多方面から支援を行います。私たち医療者は、患者さんと家族が地域で孤立することなく生活を継続できるようサポートし、いずれは自立した生活を送れることを望んでいます。

　患者さんや家族を支えるチームの一員として、高次脳障害患者さんの看護を実践するために、本書がみなさまのお役に立てば幸いです。

2021 年 10 月

浜松市リハビリテーション病院
高次脳機能センター
看護師　**松島ひとみ**

はじめに
― 療法士の立場から ―

　高次脳機能障害のある患者さんの退院後の目標は、住み慣れた場所・地域で「その人らしく」生活が送れることにあります。私たち支援者は、入院・入所中から、退院後の生活をイメージしたかかわりをもちます。そのため、医師、看護師、療法士（作業療法士、言語聴覚士、理学療法士）、医療ソーシャルワーカー、必要に応じて地域のスタッフなどの専門職種が連携を図りながら、途切れのない支援を実践していくことが必要となります。

　昨今の新型コロナウイルス感染症（COVID-19）の影響により、人々の生活様式は大きく変化しつつあります。病院や施設においても、面会や試験外出・外泊の中止や、家族指導や見学の中止など、さまざまな制限が生じています。

　高次脳機能障害は、病院や施設での生活だけでは症状が顕在化されにくく、外出や外泊をとおして、今後生活する環境下で行動してみてはじめて、症状が明確に現れてくることもあります。また、家族も外出や外泊、リハビリテーションの見学をとおして症状を理解し、対応に慣れることが大切とされていますが、そういった行動を十分にとれない環境にあります。そのような環境下であっても私たち支援者には、限られた時間や環境下で、それぞれの専門性を活かした包括的支援が求められているのです。

　本書では、高次脳機能障害の病態理解に加え、日常生活から症状を評価し、在宅生活に向けてどのようにかかわるか、利用できる制度やサービス、就労や運転再開に向けたポイントなど、実践的な内容をしっかりまとめました。本書を高次機能障害にかかわる支援者のみなさんに役立てていただければ幸いです。

2021 年 10 月

浜松市リハビリテーション病院
高次脳機能センター
作業療法士　**秋山尚也**

■CONTENTS■

プロローグ

高次脳機能は人間がもつ「知的能力」 ……… 昆　博之　viii

Part 1　高次脳機能障害って、そもそも何?

脳の構造と機能 全体像をおさらいしよう ……………… 昆　博之　2
高次脳機能の中枢「大脳」 についておさらいしよう… 昆　博之　8

代表的な原因疾患

基礎知識:
疾患と症状の関連性 について理解しよう ………… 昆　博之　13
脳血管障害 について理解しよう ………………………… 昆　博之　14
　脳梗塞 15／脳出血 18／くも膜下出血 22
頭部外傷 について理解しよう ………………………… 昆　博之　26
脳腫瘍 について理解しよう ……………………………… 昆　博之　30
脳炎・脳症 について理解しよう …………………………… 昆　博之　32

注意したい鑑別疾患

認知症 について理解しよう ………………………………… 昆　博之　34
せん妄 について理解しよう ………………………………… 昆　博之　37

症状と責任病巣

基礎知識:
脳の損傷部位と症状の関連性 を理解しよう …… 昆　博之　38
失語、失読・失書 は左大脳半球の障害 …………… 昆　博之　40
失行 は左頭頂葉と前頭葉の障害 ………………………… 昆　博之　44
行為・行動障害 は中心溝周辺・脳梁の障害 ………… 昆　博之　46

視空間認知の障害 は右頭頂葉の障害 ･･････････････････････ 昆　博之　48

半側空間無視 48／**構成障害** 51

失認 は知覚を処理する連合野の障害 ･･････････････････ 昆　博之　52

注意障害 は前頭葉連合野と頭頂葉の障害 ･･･････････････････ 昆　博之　56

記憶障害 には側頭葉の海馬が密接にかかわっている ･･････････ 昆　博之　58

遂行機能障害 は前頭前野の障害 ････････････････････････ 昆　博之　62

社会的行動障害 は前頭葉を中心としたネットワークの障害 ･･･ 昆　博之　64

Part 2　入院中に行うケアとリハビリ

症状別　患者さんへのケアとリハ

失語、失読・失書 への対応
･･･････････････････････････ 北條京子、秋山直登、岡山圭史、松島ひとみ、葉山祐子　68

失行 への対応 ･････････････････････ 上杉　治、松島ひとみ、葉山祐子　76

失認 への対応 ･･････････････････････ 甲斐淳平、葉山祐子、松島ひとみ　80

半側空間無視 への対応 ･･･････････ 甲斐淳平、松島ひとみ、葉山祐子　84

注意障害 への対応 ･･･････････････ 秋山直登、松島ひとみ、葉山祐子　88

記憶障害 への対応 ･･･････････････ 秋山尚也、松島ひとみ、葉山祐子　93

遂行機能障害 への対応 ･･････････ 秋山尚也、松島ひとみ、葉山祐子　96

社会的行動障害 への対応 ･･････････ 上杉　治、松島ひとみ、葉山祐子　99

家族対応

家族へのケア ･･････････････････････････ 松島ひとみ、葉山祐子　104

Part 3 退院後に行うケアとリハビリ

医療機関への受診 の支援 …………………………… 松島ひとみ、葉山祐子　108

就労・復職 への支援 …………………………… 垂下直樹　110

就学・復学 への支援 …………………………… 小川美歌　116

自動車の運転再開 への支援 …………………… 垂下直樹、植田正史　118

リハビリの継続 への支援 ……………………………… 植田正史　121

Part 4 患者さんと家族を支援する制度

地域支援ネットワーク

基礎知識：
地域支援ネットワーク について理解する ………………… 秋山尚也　126

高次脳機能障害支援普及事業 支援拠点機関 ……………… 内田美加　130

支援拠点機関以外の さまざまな相談窓口 ………………… 内田美加　132

家族会 （当事者団体） ……………………………………… 秋山尚也　136

利用できる制度

基礎知識：
利用できる各種サービス を把握しよう ………………… 内田美加　138

障害者手帳 …………………………………………………… 内田美加　139

福祉サービス ………………………………………………… 内田美加　142

医師が作成する 診断書・意見書 ………………………… 小川美歌　146

経済的な支援

医療費の支援 ………………………………………………… 内田美加　147

生活費の支援 ………………………………………………… 内田美加　149

資料

症状別 対応がわかる早見カード ……………………………………………… 153

Column

全失語の患者さんへの対応 ……………………………………………………… 43

記憶に関する用語の整理 エピソード記憶とワーキングメモリ …………… 59

高次脳機能障害の「行政的な定義」に関して ……………………………… 66

高次脳機能カンファレンス ……………………………………………………… 115

抑制コントロール低下（脱抑制）について …………………………………… 120

リハビリがうまく進まないとき ………………………………………………… 124

患者さんの「権利擁護」とは …………………………………………………… 129

検査だけではわからない症状もある …………………………………………… 148

支援者のケアについて …………………………………………………………… 151

脳卒中による「二次的障害」について ………………………………………… 152

おことわり

●本書で紹介しているアセスメントや検査法、治療やケア、リハビリテーションの実際は、各執筆者が臨床例をもとに展開しています。実践によって得られた方法を普遍化すべく万全を尽くしておりますが、万一、本書の記載内容によって不測の事故等が起こった場合、編著者、出版社は、その責を負いかねますことをご了承ください。

●本書で紹介した薬剤・機器等の選択・使用法、各種制度などについては、2021年9月時点のものです。薬剤や機器等の使用にあたっては、個々の添付文書や取扱説明書、学会ガイドラインなどを参照し、安全に治療・ケアを実施できるようご配慮ください。

●本書に掲載した写真は、臨床例のなかから、患者さん本人・ご家族の同意を得て使用しています。

●本書では、「リハビリテーション」を略して「リハビリ」「リハ」という表記も使用しています。

装丁・本文デザイン：森田千秋（Q. design）　　カバーイラスト：かたおか朋子
DTP：広研印刷株式会社　　　　　　　　　　　　本文イラスト：かたおか朋子、NASYUKA

高次脳機能は人間がもつ「知的能力」

❶ 人間の大脳は、高次脳機能を維持するために進化してきた

　本来、脳の機能に高次も低次もなく、すべて大切なのは、いうまでもありません。脳は人体のすべての機能を制御していますが、そのなかでも人間だけに備わった知的能力（認知）を**高次脳機能**と称しています。

　人間が他の動物と違う点は、ものごとを不思議と思って**抽象化・概念化**して理解したり、芸術を愛したり、**未来を予測**して問題を解決しようと努力することです。

　人間は、進化の過程で**大脳の連合野**という部分を発達させてきました。連合野は前頭葉、頭頂葉、側頭葉、後頭葉の脳葉ごとにあって、入力された情報の集積、分析、統合、出力すべき行為や動作の企画、指令、運用を担っています。連合野同士、あるいは左右の大脳半球は連合線維や交連線維という神経線維の束で結ばれ、常に情報をやりとりすることで最新のコンピュータも及ばない高次脳機能を維持しているのです。

図1　高次脳機能のはたらき（イメージ）

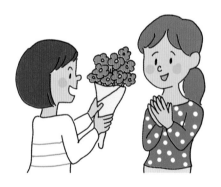

子どもが花をくれた（情報の集積）
↓
母の日のプレゼントだ（情報の分析、統合）
↓
お礼を言って、飾ろう（行為や動作の企画）
↓
花瓶を出して水を張ろう（動作の指令、運用）

❷ 高次脳機能障害は「認知にかかわる機能の障害」

　認知（高次脳機能）とは、知覚・記憶・学習・思考・判断などの**認知過程**や**行為**と感情（情動）を含めた精神（心理）機能の総称です。

　病気（脳血管障害、脳症、脳炎など）や、事故（脳外傷）によって**脳が損傷**されたために、認知機能に障害が起きた状態を、**高次脳機能障害**といいます。

❸ 高次脳機能障害には2つの定義がある

高次脳機能を「人間の知的能力に基づいた認知と行動を司る脳機能」ととらえると、高次脳機能障害は「認知行動の障害すべて」となります。つまり、**学問的**には、老化に伴う**認知症**や、幼児期の脳発達の問題による**知的障害**、統合失調症などの**思考や感情の障害**などは、すべて高次脳機能障害に含まれます。

医学の進歩によって、脳疾患や頭部外傷の治療成績が飛躍的に向上し、救命率はもちろん、運動機能や言語機能など基本的な脳機能の予後は改善しました。しかし、その一方で、**高次脳機能障害**によって**生活に困難さ**を生じている患者さんが増えています。現代社会では、高次脳機能障害が、生きていくうえで大きな障壁になるのです。

近年、わが国でも厚生労働省などの行政機関が、高次脳機能障害による日常生活や社会生活での制約や困難さに注目し、就労や就学など**社会復帰を目標**に、**行政的**な高次脳機能障害の定義を定めました（表1）。端的には「**後天的な脳損傷**に起因する認知障害で、発達障害や進行性疾患は除外すること」となっています。

（昆　博之）

表1 行政的定義による高次脳機能障害

症例数（2009年調査）

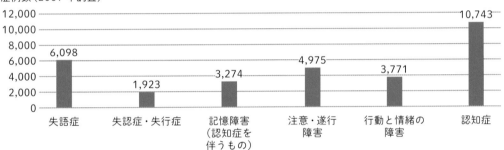

高次脳機能障害全国実態調査委員会：高次脳機能障害全国実態調査報告. 高次脳機能研究2011；31（1）：24. を元に作成

編著

浜松市リハビリテーション病院 高次脳機能センター

執筆（五十音順）

秋山直登　言語聴覚士（ST）

秋山尚也　作業療法士（OT）　日本作業療法士協会 認定作業療法士

上杉　治　作業療法士（OT）

植田正史　作業療法士（OT）

内田美加　医療ソーシャルワーカー（MSW）　社会福祉士、精神保健福祉士、
日本医療ソーシャルワーカー協会 認定ソーシャルワーカー

岡本圭史　言語聴覚士（ST）

小川美歌　医師　日本リハビリテーション医学会専門医

甲斐淳平　作業療法士（OT）

昆　博之　医師　脳神経外科専門医、脳卒中専門医、脳卒中の外科技術指導医、
日本リハビリテーション医学会専門医・指導医

垂下直樹　作業療法士（OT）

葉山祐子　看護師　回復期リハビリテーション病棟協会認定 回復期リハビリテー
ション看護師

北條京子　言語聴覚士（ST）

松島ひとみ　看護師

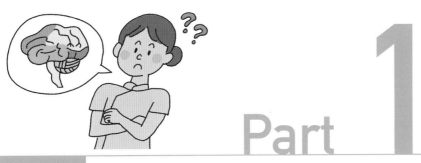

Part 1

高次脳機能障害って、そもそも何？

私たち人間の頭部にある脳は、成人でおおむね 1,400gあり、150 億個の神経細胞を有する、褐色を帯びた白く柔らかい塊です。

現在では、医療者でなくても「私たちの意識は脳の中にあり、右の脳は左半身を支配しており…」などということは当たり前のこととして知られていますが、つい 200 年ほど前までは、脳はどの部分でも同じ機能であると信じられていました。

脳は、非常にぜいたくな臓器でもあります。重さは体重の 2%足らずですが、脳の血流量と酸素消費量は全身の約 20%を占め、消費するブドウ糖の量は全身の 25%に達するとされます。膨大な酸素とエネルギーを必要とする脳は、それらを貯蔵できないために、常に新鮮な血液が流れていないとすぐに死んでしまいます。死んだ細胞は蘇ることがなく、障害は生涯続きます。脳の中でも、特に高等（高次）な脳機能ほど障害を受けやすいのです。

高次脳機能障害を理解する出発点は、脳を理解することです。この章では、脳の構造と機能について述べていきます。

（昆　博之）

脳の構造と機能
全体像をおさらいしよう

① 脳は頭蓋に保護され髄液に浮かんでいる

　脳は、機械的な力に非常に弱いので、何重もの層に囲まれて保護されています（図1）。外側から**毛髪、皮膚、頭蓋骨**で覆われ、さらに**髄膜**（硬膜、くも膜、軟膜）と呼ばれる三層の膜に包まれているのです。

　脳表面には**軟膜**というごく薄い透明な膜が存在しています。この膜により、表面に脳溝という脳のしわがつくられ、形のない脳実質が「脳らしい形」に保たれています。

　軟膜の上には、**くも膜**という薄い膜が覆っています。軟膜とくも膜の間の非常に薄い空間は**脳脊髄液**（髄液）が満たされており、脳はいわば髄液のプールに浮かんだ状態となっています。脳の重量は 1,400g 程度ですが、頭蓋内で脳脊髄液に浮かんだ状態では 40g ほどまでに軽くなって重力の影響からも守られています。

　頭蓋骨の内側には**硬膜**という固い膜があり、脳表面を保護しています。硬

▶くも膜と軟膜の間が「くも膜下腔」

▶脳表面のしわは脳溝と呼ばれる溝であり、脳回という部分で区画されている

図1　脳を保護する何重もの層

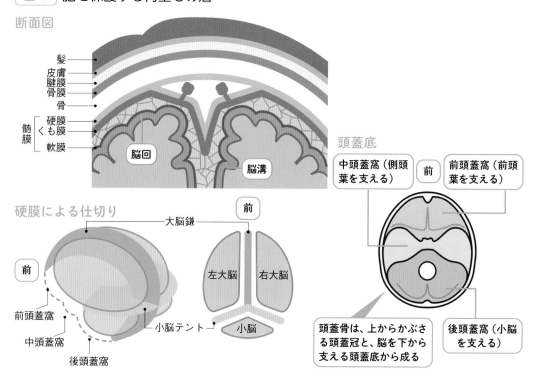

断面図

髪
皮膚
腱膜
骨膜
骨
髄膜 { 硬膜 / くも膜 / 軟膜 }

脳回　脳溝

硬膜による仕切り

前

大脳鎌

前

前頭蓋窩
中頭蓋窩
後頭蓋窩

小脳テント

左大脳　右大脳

小脳

頭蓋底

中頭蓋窩（側頭葉を支える）　前　前頭蓋窩（前頭葉を支える）

頭蓋骨は、上からかぶさる頭蓋冠と、脳を下から支える頭蓋底から成る

後頭蓋窩（小脳を支える）

膜の一部は脳の仕切り（**大脳鎌**、**小脳テント**）を形成し、脳の形態維持や支持性に寄与しています。

❷ 脳は人体で最もエネルギーを必要とし、血流を絶やさないしくみをもつ

　脳は、筋肉などと異なり、エネルギーを貯蔵しておくことができないため、絶えず血流によって栄養分（**酸素**と**ブドウ糖**）が供給されています（図2）。脳への血流が途絶えると、脳組織を維持するためのエネルギーがたちまち枯渇して、脳は死んでしまいます。

　脳には、左右の**内頸動脈**と左右の**椎骨動脈**の計4本から、栄養分が送られています。内頸動脈は、頭蓋に入ると**前大脳動脈**と**中大脳動脈**に分かれ、脳の表面にそって走行し、表面から灌流し、脳を栄養していきます。左右の椎骨動脈は、**鎖骨下動脈**から分かれて頭蓋内に入り、脳幹の前面で合流して1本の**脳底動脈**となり、小脳や脳幹などを栄養します。

　脳から出ていく血液は、脳の中心から表面に行くほど合わさって硬膜の中にある太い静脈（**静脈洞**）に集まり、心臓に戻っていきます。

▶ 脳動脈は、基本的に脳の表面にそって分岐しながら走行し、やがて脳内に入る

図2　脳を走行する主な血管

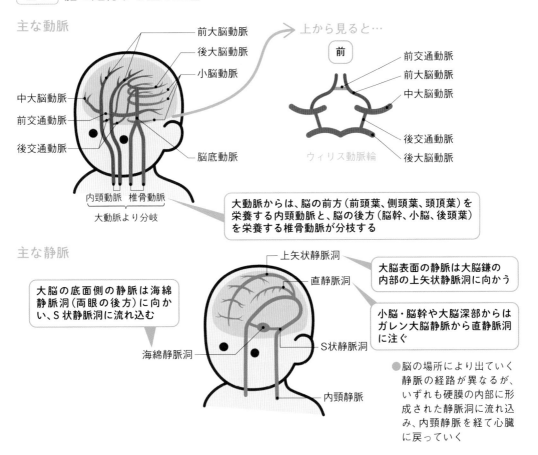

主な動脈

前大脳動脈
後大脳動脈
小脳動脈

中大脳動脈
前交通動脈
後交通動脈

脳底動脈

内頸動脈　椎骨動脈
大動脈より分岐

上から見ると…

前

前交通動脈
前大脳動脈
中大脳動脈

後交通動脈
後大脳動脈

ウィリス動脈輪

大動脈からは、脳の前方（前頭葉、側頭葉、頭頂葉）を栄養する内頸動脈と、脳の後方（脳幹、小脳、後頭葉）を栄養する椎骨動脈が分枝する

主な静脈

上矢状静脈洞
直静脈洞

S状静脈洞

海綿静脈洞

内頸静脈

大脳の底面側の静脈は海綿静脈洞（両眼の後方）に向かい、S状静脈洞に流れ込む

大脳表面の静脈は大脳鎌の内部の上矢状静脈洞に向かう

小脳・脳幹や大脳深部からはガレン大脳静脈から直静脈洞に注ぐ

●脳の場所により出ていく静脈の経路が異なるが、いずれも硬膜の内部に形成された静脈洞に流れ込み、内頸静脈を経て心臓に戻っていく

❸ 「大脳」が障害されると、高次脳機能障害が引き起こされる

■大脳の前方は「運動」、後方は「感覚」を司る

大脳は、真ん中の大きな溝（大脳縦裂）によって左右の**大脳半球**に分かれ、主に反対側の**運動**や感覚を司っています。大脳半球は、それぞれ4つの領域（**脳葉**）に分けられ、前方から**前頭葉**、中心溝を挟んで**頭頂葉・後頭葉**、底面の**側頭葉**になります。

大まかに、中心溝の前は運動、後ろは感覚を担当していますが、**言語機能**や特定の**高次脳機能**は左右に機能的な違いがあります（図3）。そのため、脳損傷によって引き起こされる障害は複雑になります。

▶大脳半球は左右対称。脳溝（中心溝やシルビウス裂など）により4つの脳葉に分けられ、それぞれ決まった働きをしている

▶左右の機能的な違いのことを「側性化」という（→ p.8）

図3　大脳の機能局在

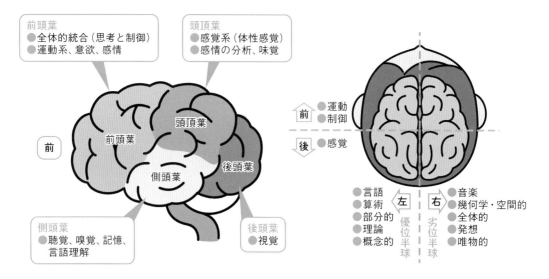

前頭葉
●全体的統合（思考と制御）
●運動系、意欲、感情

頭頂葉
●感覚系（体性感覚）
●感情の分析、味覚

頭頂葉
前頭葉
側頭葉
後頭葉

前

側頭葉
●聴覚、嗅覚、記憶、言語理解

後頭葉
●視覚

前 ●運動 ●制御
後 ●感覚

左 優位半球
●言語
●算術
●部分的
●理論
●概念的

右 劣位半球
●音楽
●幾何学・空間的
●全体的
●発想
●唯物的

● 1つの脳葉のなかでも位置ごとに異なった機能を行う領域がある

■大脳皮質は神経細胞から成り、髄質は神経細胞の連絡路となる

大脳は、組織学的に、大脳皮質と髄質から構成されます（図4）。

大脳皮質は、表面を覆う**新皮質**と、その内側にある**旧皮質**から成ります。つまり、知的活動を担う新皮質が、**本能・情動・記憶**に関与する旧皮質を覆っているのです。さらに深部には**大脳基底核**という灰白質の構造があり、随意運動の調節をしています。

人間は、大脳新皮質が発達しているのが特徴です。

髄質には神経線維の束が走行しており、脳内のいろいろな個所と連絡しています。

▶神経細胞の細胞体が多く存在するのが灰白質（大脳皮質）、神経線維が集まっているのが白質（大脳白質）

▶旧皮質には大脳辺縁系（海馬、脳弓、脳梁など）や嗅脳、大脳基底核には被殻・淡蒼球・尾状核が含まれる

図4 大脳皮質と髄質

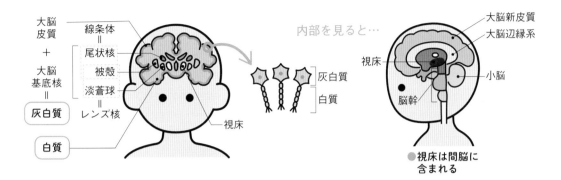

❹ 「間脳」が障害されると、感覚・情動・記憶に関する症状が現れる

　間脳は、**松果体・視床・視床下部**から構成され、大脳半球の中心部（第3脳室を挟んで両側）に存在します（図5）。

　なかでも**視床**は非常に重要です。視床は、身体のすべての**感覚**を集めて必要に応じて取捨選択するだけでなく、**情動・記憶・意識**にも深くかかわるためです。

　視床が障害されると、感覚障害はもちろん、視床性の失語・気分障害・せん妄・健忘・認知症など、多彩な症状が生じます。特に、両側の視床が障害されると、**上行性網様体賦活系**も障害され、深刻な意識障害をきたします。

図5 間脳と上行性網様体賦活系

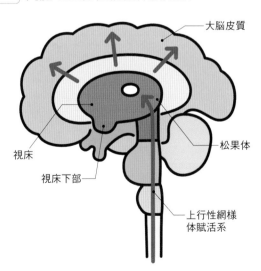

- 視床下部は、自律神経系や内分泌系の中枢であり、生命の維持にとって重要である
- 視床には、嗅覚を除く人体のすべての感覚が入り、中継点として大脳皮質に投射している
- 上行性網様体賦活系は大脳皮質に投射し覚醒状態を調節している

❺「脳幹」が障害されると、覚醒を維持できなくなる

　脳幹は**中脳・橋・延髄**から構成され、上方は間脳、後方は小脳、下方は脊髄に連なります。脳幹には、脊髄と脳をつなぐ連絡路が存在するほか、**眼球運動**、顔面の知覚・運動、**聴覚**、喉の知覚・運動（**発語・嚥下**など）にかかわる脳神経核が存在します（図6）。

　中脳から延髄の中央後方に存在する**脳幹網様体**は、上行性網様体賦活系として、末梢からの**感覚刺激**を受けて大脳皮質を刺激し、意識を**覚醒**状態にします。

　呼吸・循環などの**生命維持**の中枢も脳幹にあります。高次脳機能と直接的な関与はありませんが、小脳と大脳との連絡路が障害されると、**認知機能**が低下することが知られています。

▶脳幹は、脳神経（12対）の核と神経線維の束から構成される

図6　脳幹と脳神経核

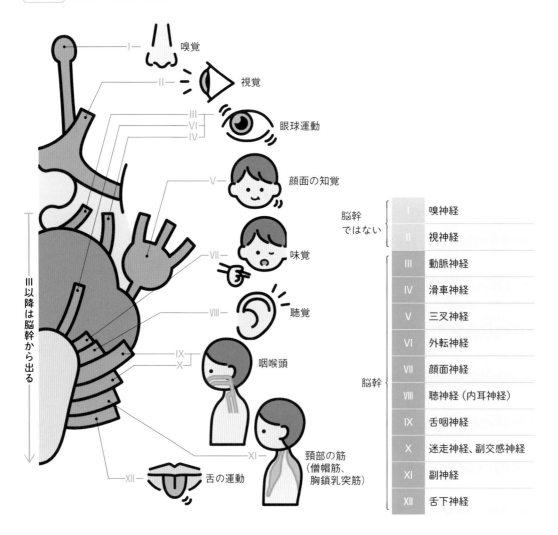

脳幹ではない	I	嗅神経
	II	視神経
脳幹	III	動脈神経
	IV	滑車神経
	V	三叉神経
	VI	外転神経
	VII	顔面神経
	VIII	聴神経（内耳神経）
	IX	舌咽神経
	X	迷走神経、副交感神経
	XI	副神経
	XII	舌下神経

❻ 「小脳」が障害されると、運動や思考を制御できなくなる

小脳は、頭蓋内の最も下方（小脳テントの下）にあり、左右の**小脳半球**と正中の**小脳虫部**から構成されます。小脳の前方には脳幹があり、3本の**小脳脚**でそれぞれ中脳・橋・延髄と連絡しています（図7）。

小脳は、四肢や体幹の動きの調整や平衡機能（**運動の制御**）にかかわるだけでなく、莫大な計算能力を有していることがわかってきました。**思考の制御**や直観・ひらめきといった**無意識の思考**にもかかわっており、小脳の障害で高次脳機能障害をきたすこともあります。

（昆　博之）

▶小脳半球は同側の四肢の動きの調節、小脳虫部は体幹の動きの調整を行っている

図7 小脳

断面図

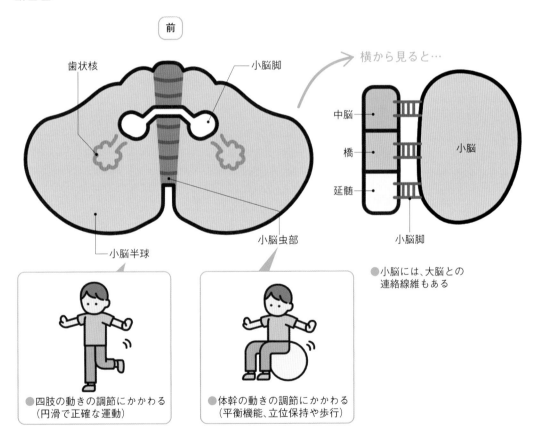

●四肢の動きの調節にかかわる（円滑で正確な運動）

●体幹の動きの調節にかかわる（平衡機能、立位保持や歩行）

●小脳には、大脳との連絡線維もある

高次脳機能の中枢「大脳」
についておさらいしよう

❶ 大脳の左側は「言語」、右側は「視空間認知」を担当している

　脳の構造は左右対称ですが、大脳半球には左右で機能的な違い（**側性化**）があります。つまり、左と右の脳にはそれぞれ得意不得意があり、片側の脳にしかない機能があるのです。

　たいていの場合、**言語機能**は左大脳半球にあり、計算や行為を分担しています。**視空間認知機能**は、右大脳半球に存在します（図1）。したがって、どちら側の脳損傷かによって、高次脳機能障害にはさまざまなパターンが生じます。

▶言語中枢のある側（多くの場合、左大脳半球）は優位半球と呼ばれる

❷ 大脳皮質の「4葉」は、それぞれ異なる機能を担当している

　大脳皮質は、前頭葉・頭頂葉・側頭葉・後頭葉の4葉と、帯状回・海馬傍回からなる**辺縁葉**に区別されます。辺縁葉は機能的に**大脳辺縁系**と呼ばれ、記憶と情動にかかわっています。

　ここでは、前頭葉・頭頂葉・側頭葉・後頭葉について見ていきます。

図1 大脳の区分

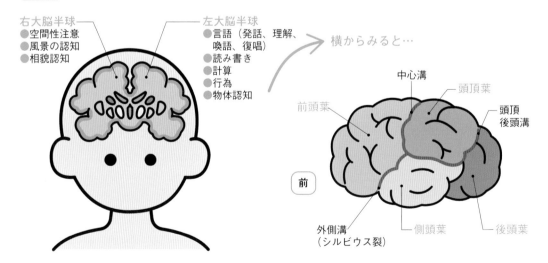

右大脳半球
- 空間性注意
- 風景の認知
- 相貌認知

左大脳半球
- 言語（発話、理解、喚語、復唱）
- 読み書き
- 計算
- 行為
- 物体認知

横からみると…

中心溝
頭頂葉
頭頂後頭溝
前頭葉
後頭葉
側頭葉
外側溝（シルビウス裂）
前

❸ 前頭葉は人間らしい「高次脳機能の中枢」である

前頭葉は、前頭前野、高次運動野、一次運動野から構成されます（図2）。

■前頭前野：概念的な命令を出す

前頭前野は、系統発生上最も新しく、大脳全体の約30%を占めます。人間の前頭前野は著しく発達しています。理性や思考、道徳概念、感情や意欲、創造性、言語や数字などの**抽象的な概念**、未来を予想し適正な行動をとる**遂行機能**などを司ります。

■高次運動野：前頭前野の命令をかみくだく

前頭前野の後方にあるのが**高次運動野**です。高次運動野は外側の**運動前野**と内側の**補足運動野**に分けられ、前頭前野の命令を具体的な運動イメージに変換し、一次運動野に送ります。一次運動野が行う単純な運動を、より複雑で自発的な動作になるよう協調して働くわけです。

■一次運動野：単純な運動を行う

中心溝の前方に存在するのが**一次運動野**です。一次運動野の運動ニューロンが送った刺激は、錐体路を伝わって各筋肉を動かします。

優位半球の外側で、側頭葉に接しているのが**ブローカ野**です。ブローカ野には**運動性言語中枢**があり、思考を言語に変換する役割をはたします。この部分が障害されると**運動失語**（→ p.41）が生じます。

▶ 前頭前野は「前頭連合野」、高次運動野は「運動連合野」とも呼ばれる

▶ 系統発生：魚類などの原始的な脊椎動物から、高等な哺乳類である人類に進化する過程

| 図2 | 前頭葉の構成要素 |

高次運動野
- 単純な運動を組み合わせて一連の複雑な運動に組み立てる
- 外側が運動前野、内側が補足運動野

前頭前野
- 高次脳機能の中枢
- 障害により意欲低下・注意障害・脱抑制などを生じる

前

ブローカ野
（運動性言語野）
- 運動性言語の中枢
- 障害によりブローカ失語（運動失語）が出現する

前頭眼野

一次運動野
- 錐体路を通じて筋肉の随意収縮、運動を実行する
- 高次運動野の補足運動野は運動前野の正中側にあり、自発的な運動や発語の開始を行う

❹ 頭頂葉は前頭葉と連合する「高次脳機能の主役」である

　頭頂葉は中心溝の後方で前頭葉に接し、前方の**体性感覚野**と、後方の**頭頂連合野**から成ります（図3）。

■体性感覚野：感覚情報を共有する

　体性感覚野の存在する脳回を**中心後回**といいます。この部位には**体性感覚情報**を受け取る体の部位の局在があります。

■頭頂連合野：さまざまな機能を担う領域から成る

　頭頂連合野の下方（下頭頂小葉）は高次脳機能にかかわる縁上回と角回から成ります。

　縁上回は、体性感覚野から感覚・視覚情報を受け取り、物体の認識にかかわるとされ、障害されると**観念運動失行**が生じます（→ p.44）。縁上回の深部には、前頭葉と側頭葉の言語野を連絡する**弓状束**が存在し、障害されると**伝導失語**が生じます（→ p.40）。

　角回は、縁上回の後方です。左側（優位半球）角回は、側頭葉の言語野と後頭葉の視覚野と連絡しており、障害されると**失読失書**や、左右がわからなくなる**ゲルストマン症候群**（→ p.43）、道具の使い方がわからなくなる**観念失行**が生じます。

▶中心前回にも同様の「体の部位の局在」がある。体の部位の局在は、ホムンクルスとして知られる

▶ゲルストマン症候群では、左右失認（左右がわからなくなる）以外にも、失読・失算・手指失認が生じる

図3　頭頂葉の構成要素

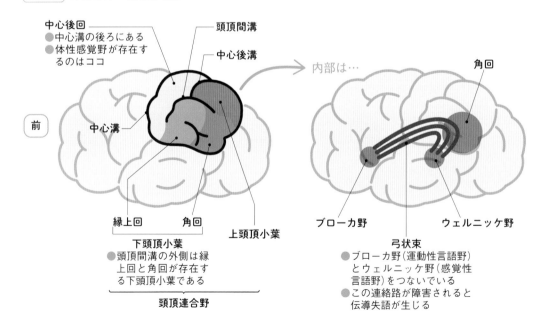

中心後回
●中心溝の後ろにある
●体性感覚野が存在するのはココ

頭頂間溝

中心後溝

中心溝

内部は…

角回

前

縁上回　**角回**
下頭頂小葉
●頭頂間溝の外側は縁上回と角回が存在する下頭頂小葉である

上頭頂小葉

頭頂連合野

ブローカ野

ウェルニッケ野

弓状束
●ブローカ野（運動性言語野）とウェルニッケ野（感覚性言語野）をつないでいる
●この連絡路が障害されると伝導失語が生じる

❺ 側頭葉の外側は言語、底面は視覚と言語、内側は記憶を受けもつ

　側頭葉は、大脳の側面でシルビウス裂より下の部分に存在し、表面には**上側頭回・中側頭回・下側頭回**、底面の**紡錘状回**と**海馬傍回**といった脳回があります（図4）。

▶側頭葉外側の脳回は、上側頭溝と下側頭溝によって3つに分けられている

■外側は音と言語理解にかかわる

　シルビウス裂の内側から表面にかけて、音を認識する**一次聴覚野**、言語の理解を担当する**ウェルニッケ野**があります。一次聴覚野の障害では**皮質聾**、ウェルニッケ野の障害では**感覚失語**が生じます。

▶皮質聾：音を音として認識できない

■内側は物体認識にかかわる

　紡錘状回は視覚情報に基づく物体認識にかかわっており、障害されると**物体失認**や**相貌失認**が生じます。海馬傍回は大脳辺縁系に属し、記憶や情動にかかわっています。

図4 　側頭葉・大脳半球内側面の構成要素

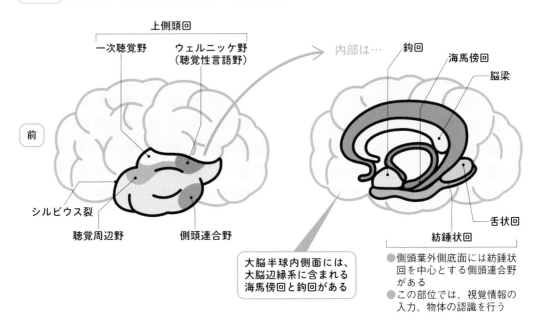

- 側頭葉外側底面には紡錘状回を中心とする側頭連合野がある
- この部位では、視覚情報の入力、物体の認識を行う

大脳半球内側面には、大脳辺縁系に含まれる海馬傍回と鉤回がある

❻ 後頭葉は物体の認識・空間認知を受け持つ

　後頭葉は、頭頂葉と側頭葉の後方にあり、視覚にかかわる**視覚野**があります（図5）。視覚野は、内側面の鳥距溝を中心に、**一次視覚野**と**視覚前野**が分布します。

　視神経を伝わってきた視覚情報は一次視覚野に入り、処理・統合されて物体の認識や空間認知を行います（図6）。

（昆　博之）

▶頭頂葉と前頭葉は中心溝で分けられているが、側頭葉や後頭葉との境界ははっきりしない

図5　後頭葉の構成要素

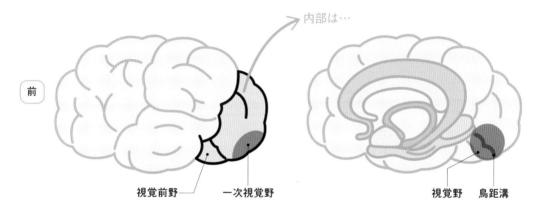

内部は…

視覚前野　　一次視覚野　　　　　視覚野　鳥距溝

図6　視覚情報の伝わり方

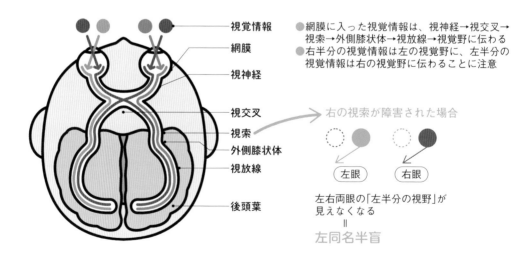

視覚情報
網膜
視神経
視交叉
視索
外側膝状体
視放線
後頭葉

●網膜に入った視覚情報は、視神経→視交叉→視索→外側膝状体→視放線→視覚野に伝わる
●右半分の視覚情報は左の視覚野に、左半分の視覚情報は右の視覚野に伝わることに注意

右の視索が障害された場合

左眼　　　右眼

左右両眼の「左半分の視野」が見えなくなる
＝
左同名半盲

疾患と症状の関連性
について理解しよう

❶ 原因疾患として最も多いのは「脳血管障害」

　高次脳機能障害の原因疾患で、最も多いのは、脳血管障害です。急性期には、**意識障害や頭蓋内圧亢進症状**など、生命の危機にかかわる症状が中心となります。高次脳機能障害の症状が顕在化するのは、多くの場合、回復期に移行してからです。

　脳の損傷部位によって、出現する高次脳機能障害の症状は異なります。しかし、ある程度、「この原因疾患だと、この症状が起こりやすい」といった共通点も見られます（図1）。

❷ 脳の局所の損傷か、脳全体の損傷か

　脳出血や脳梗塞などによって**脳の特定の部分が損傷**されると、失語や失行、半側空間無視などの高次脳機能障害が現れます。

　くも膜下出血やびまん性脳損傷などにより、**脳全体の圧が亢進**したり、**広範に脳組織が損傷**されたりした場合は、記憶障害や注意障害、遂行機能障害が目立ってきます。

　前頭葉の機能低下では、脱抑制など社会的行動障害が生じやすくなります。

（昆　博之）

図1 原因疾患と出現しうる主な高次脳機能障害の症状

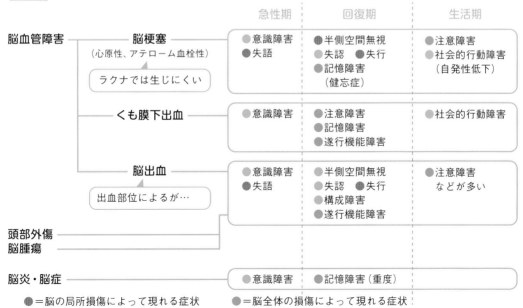

		急性期	回復期	生活期
脳血管障害	脳梗塞 （心原性、アテローム血栓性） ［ラクナでは生じにくい］	●意識障害 ◗失語	◗半側空間無視 ●失認　◗失行 ●記憶障害 （健忘症）	●注意障害 ●社会的行動障害 （自発性低下）
	くも膜下出血	●意識障害	●注意障害 ●記憶障害 ●遂行機能障害	●社会的行動障害
	脳出血 ［出血部位によるが…］	●意識障害 ◗失語	●半側空間無視 ●失認　◗失行 ●構成障害 ●遂行機能障害	●注意障害 などが多い
頭部外傷 脳腫瘍				
脳炎・脳症		●意識障害	●記憶障害（重度）	

◗＝脳の局所損傷によって現れる症状　　●＝脳全体の損傷によって現れる症状

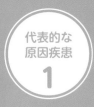

脳血管障害
について理解しよう

❶ 脳血管障害は「虚血性」と「出血性」に大きく分けられる

　脳の血管障害のうち、**突然発症**するものを**脳卒中**といいます。

　脳卒中は、脳の血管が詰まって脳の血液の流れが悪くなる**虚血性**脳卒中と、脳の血管が破れて漏れた血液により脳が損傷される**出血性**脳卒中に分類されます。

　虚血性脳卒中の代表が**脳梗塞**、出血性脳卒中には**脳出血**と**くも膜下出血**があります（図1）。

▶「卒中」とは、「たちまち(卒)」「あた(中)る」という意味である

図1 脳卒中の分類

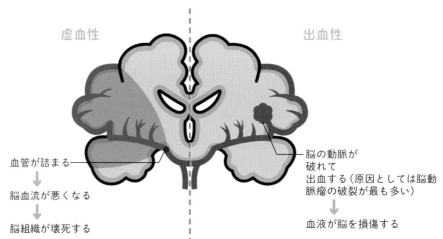

虚血性　　　　　　　　　　　　　出血性

血管が詰まる

脳血流が悪くなる

脳組織が壊死する

脳の動脈が
破れて
出血する（原因としては脳動脈瘤の破裂が最も多い）

血液が脳を損傷する

虚血性脳卒中の分類		
脳梗塞	ラクナ梗塞	脳内のごく細い動脈が詰まる
	アテローム血栓性脳梗塞	脳内の大きな動脈が詰まる
	心原性脳塞栓症	心臓内の血栓がはがれて脳の動脈に流れ込んで詰まる

出血性脳卒中の分類	
くも膜下出血	脳表面を走行する大きな動脈にできた瘤が破裂して生じることが多い
脳出血	脳内の細い血管が破裂する

❷ 脳梗塞：治療が遅くなればなるほど高次脳機能障害の出現率も上がる

　脳の細胞は、わずか**数分**の**血流停止**で死んでしまい、元に戻ることはありません。これが脳梗塞です。

　脳梗塞は臨床的に、**ラクナ梗塞、アテローム血栓性脳梗塞、心原性脳塞栓症**の3つに大別されます（図2）。

　脳に十分な血液が行かなくなると、分単位で脳組織が壊死していくので、**緊急**で**血栓溶解療法**や**血管内手術**が行われます。治療が遅れるほど、麻痺の悪化や高次脳機能障害などが生じ、大切な脳機能がどんどん障害されるので、一刻も早く治療しなければなりません。

▶脳は、絶えず酸素と栄養が供給されていないと、たちまち活動が止まってしまう

図2 臨床的カテゴリーによる脳梗塞の分類

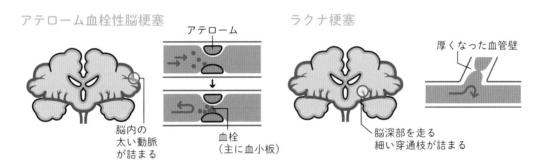

アテローム血栓性脳梗塞
アテローム
脳内の太い動脈が詰まる
血栓（主に血小板）

ラクナ梗塞
厚くなった血管壁
脳深部を走る細い穿通枝が詰まる

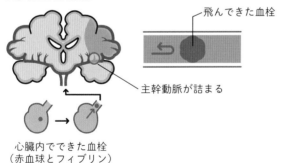

心原性脳塞栓症
飛んできた血栓
主幹動脈が詰まる
心臓内でできた血栓（赤血球とフィブリン）

●梗塞によって障害された脳の「部位」と「範囲」によって、現れる高次脳機能障害の症状は異なる

■重要部位の梗塞・広範囲の損傷だと高次脳機能障害が出現する

　ラクナ梗塞など梗塞範囲が小さい場合、高次脳機能障害は、ほとんど目立たないことが多いです。しかし、脳梁や言語中枢などの大事な部位が梗塞した場合には、小さい病変でも高次脳機能障害が出る場合があります。

　一方、**心原性脳塞栓症**など障害される脳の範囲が大きい場合には、ほとんど例外なく、さまざまな高次脳機能障害を生じます。

■急性期：高次脳機能障害の症状は、まだ目立たない

入院当日から、血栓を溶かす**薬物治療**や**血管内手術**などの高度な治療が開始されます。

急性期には、脳梗塞の進行、**脳浮腫**、場合によっては脳梗塞の中に**脳出血**を生じて生命が脅かされたり、後遺症（麻痺や高次脳機能障害など）がさらに強くなったりすることがあります。早期に対応すれば被害を少なくできるので、**神経所見**や**バイタルサイン**などを的確に観察・評価する専門的な看護が要求されます。

この時期に観察されるのは、**意識障害**や**見当識障害**、**麻痺**や**失語**などのわかりやすい症状です。

リハビリテーションは、運動麻痺などの目に見える障害や呼吸・循環などのリスク管理を目的としたものになります。

▶ 高次脳機能障害や麻痺は「後遺症」として現れる

■亜急性期・回復期：高次脳機能障害が問題行動として現れる

急性期での不安定な状態を脱すれば、**回復期治療**に移っていきます。身体機能が改善し、リハビリテーションや病棟生活が始まれば、急性期には認められにくかった高次脳機能障害が、現実の**問題行動**になり、リハビリテーションや自宅退院を妨げることもあります。

高次脳機能障害は、ある程度、脳の状態が落ち着き、意識が改善してから認められるため、この時期が最も重要です。脳機能には局在があるため、脳梗塞で障害された脳領域の組み合わせによって、多種多様な高次脳機能障害が出現します。

例えば、**左半側空間無視**が生じた場合、左空間への注意力が低下するため、**転倒転落事故**のリスクが高まります。**病態失認**が生じることもあります。

健忘症が生じた場合、新しいことが覚えられなくなります。そのため、動作の定着や、課題をこなすことも思うように進みません。高齢患者さんの場合、もともとの**認知機能低下**に**せん妄**が加わり、環境調整で対応するのか、薬も併用するのか、治療に難渋する場面が増えてきます。

今後、服薬や通院の管理など、多くの問題が発生します。自宅でこれまでどおり生活（家族との暮らし、1人暮らし）ができるか。介護や介助、見守りなど周囲の助けが必要か。回復期には退院後のことを見越して高次脳機能障害の対応を進めていかなくてはなりません。

▶ 回復期治療の内容例
・理学療法
・作業療法
・言語療法
・摂食機能療法

▶ 病態失認：左半側空間無視のある患者さんの場合、左片麻痺を認識できない

▶ 動作の定着：日常生活動作の手順や方法を身につけること

■生活期：高次脳機能障害による社会的・経済的問題が生じる

脳梗塞は**生活習慣病**が大きな原因となるので、規則正しい生活習慣や食事習慣を継続する必要があります。再発予防のための薬を長期に服用しなくてはならないため、病状が落ち着いても、医療のサポートを要します。

この時期には、傷病手当金の需給期間を過ぎ、経済的な理由から**生活に困**

▶ 傷病手当金の受給期間は「支給開始日から最長1年6か月」

窮する患者さん・家族、外来フォローから脱落して**孤立**される患者さんがでてきます。どのような状況でも支援者とつながっていられるよう働きかけていくことが重要です。

　高次脳機能障害の患者さんは、多かれ少なかれ家族や支援者などの援助を必要とします。**自発性が低下**している人には活動を促し、**注意障害**でなかなか物事を進められない場合は行動の構造化、**健忘症**ではメモリーノート（図3）の使用を勧めるなど、個別の対応が必要です。

図3　メモリーノート（例）

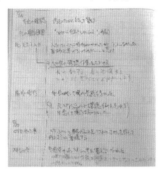

●過去の記憶がつながるように、
　出来事を日記的に書く

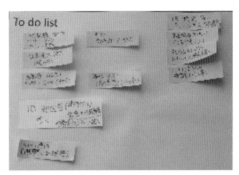

●重度の記憶障害があると患者さんはメモを取れない
●そのような場合、介助者が「付箋にメモし、決められた場所に貼る」ようにしてもらうこともある

まとめ　脳梗塞の全体像

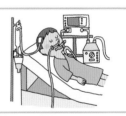

急性期

治療　薬物治療、血管内手術
　　　運動麻痺や呼吸・循環のリハビリテーション

症状　意識・見当識障害、麻痺、失語など

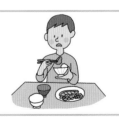

**亜急性期
回復期**

治療　回復期リハビリテーション、退院の準備

症状　多種多様な高次脳機能障害の症状
　　　→介護・介助の必要性の有無の判断を行う

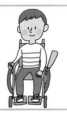

生活期

治療　再発予防（薬剤、生活習慣を整える）

症状　高次脳機能障害の症状による生活のしにくさ
　　　→生活困窮、孤立などを防ぐ支援を行う

❸ 脳出血：出血部位によって、現れる高次脳機能障害の症状は異なる

　脳の実質内で起きる出血が脳出血（脳内出血）です。動脈硬化、脳動脈奇形、もやもや病、脳腫瘍などいろいろな原因がありますが、脆弱になった血管が血圧に耐えきれず破れて、まわりの脳を破壊します。原因として最も多いのは、**高血圧性脳出血**です。

　脳梗塞は「脳の血管が詰まること」、脳出血は「脳の血管が破綻すること」で起こりますが、じつは、症状は共通しています。CT が開発されるまでは両者を正確に診断するのが難しく、まとめて**脳卒中**とされていました。

▶ 高血圧性脳出血は、高血圧のストレスによって変性した脳動脈の内壁から出血する疾患

■出血により、連合線維や交連線維が破断されて症状が生じる

　高血圧性脳出血の**好発部位**（発生する場所）は、ほとんどの場合、脳の表面（皮質）ではなく、脳の内部（**被殻、視床、小脳、脳幹［橋］、大脳皮質下**）です（図4）。

　高次脳機能障害の症状は、出血によってできた血腫が、脳の内部にある神経回路（連合線維や交連線維）を破断することによって引き起こされます（図5）。

　なお、**皮質下出血**の場合は、皮質の障害も伴うため、**局所症状**も加わります。

▶ 皮質下出血は、脳表の比較的細い血管に異常タンパク（アミロイド）が沈着して脆弱化することで起こる場合がある（高齢者に多いアミロイドアンギオパチー）

図4 脳出血の好発部位

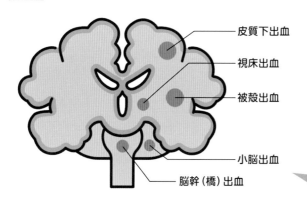

部位		頻度
大脳	尾状核	0.7%
	視床	25%
	皮質下	7.9%
	被殻	48.5%
	混合型	6.9%
脳幹	橋	5.5%
小脳		5.6%

高血圧などのストレスにより小さい動脈が変性して破断することで脳実質内に出血

皮質下出血
視床出血
被殻出血
小脳出血
脳幹（橋）出血

参考 脳出血のCT像

被殻出血

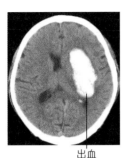

出血

- 被殻は大脳半球の深部に存在し、運動を調節している
- 被殻の近くには、重要な神経路（手足の動きにかかわる錐体路、言語にかかわる連合線維）が通っている
  →運動麻痺、感覚障害、注意障害、失語（左側の場合）などの**高次脳機能障害が出現**

視床出血

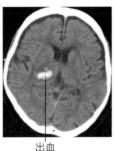

出血

- 視床は被殻のさらに深部にあり、全身から脳に入るすべての情報をいったん集め、情報整理を行っている
  →脳内の情報が混乱し、**高次脳機能障害が起こる**

皮質下出血

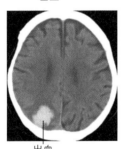

出血

- 皮質下（脳表面）出血では、出血部位の局在機能が障害される
- 高齢者に生じる皮質下出血は、血管にアミロイドが沈着し、血管がもろくなるために起こる（アミロイドアンギオパチー）
  →出血を繰り返すことで次第に認知機能が低下していく

小脳出血

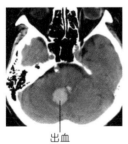

出血

- 小脳は運動調節機能（バランス保持、精密な動きなど）を担っている
  →高次脳機能には直接かかわっていないが、大脳と密接に神経線維路で連絡しており、小脳の機能が落ちると認知機能が低下することが知られている。これは「**小脳性認知・情動症候群**」と呼ばれ、小脳障害によって遂行機能障害、言語障害、空間性障害、人格障害が出現する

橋出血

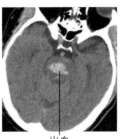

出血

- 手足の運動障害、感覚障害、失調、構音嚥下障害、眼球運動障害などをきたすが、**高次脳機能障害の関与は少ない**
- 血腫による圧迫などで上行性網様体賦活系が障害されると意識障害が遷延する

図 5 脳内の神経回路

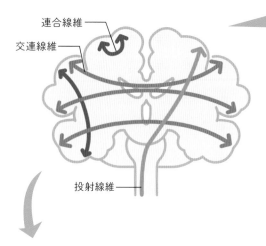

連合線維

交連線維

投射線維

出血が血腫になり、脳の神経線維を破断してしまうと、高次脳機能障害が出現する

神経線維の種類	
連合線維 （上縦束など）	同じ側の違う部位を結ぶ線維 →視空間認知、言語機能にかかわる
投射線維 （錐体路など）	大脳皮質とその下位の脳を結ぶ線維 →運動や感覚にかかわる
交連線維 （脳梁など）	左右の半球を連結する線維 →両側の共同動作が可能になる

ちなみに…

上縦束の離断では
空間無視

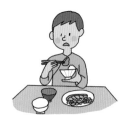

錐体路の離断では
歩行障害

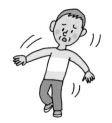

脳梁の離断では
共同動作の障害

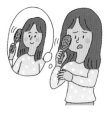

などが生じる

■急性期：高次脳機能障害の症状は、まだ目立たない

　脳梗塞と脳出血の症状は、共通しています。治療開始後に状態が悪化する可能性があり、注意深い観察が必要なところも似ています。

　脳出血の場合、出血量が多ければ、**血腫**を取り除くための**手術**を行うことがあります。出血によって脳の組織が損傷されると、局所の神経症状をきたします。また、血腫がまわりの脳を圧迫することで脳がつぶされ、頭蓋内圧が上昇して**意識障害**や**生命の危険**を生じることがあり、注意が必要です。

■亜急性期・回復期：症状が改善していくこともある

　脳梗塞と同様に、急性期を乗り切れば、リハビリテーションが中心になります。脳出血では、血腫が自然に吸収され、脳の圧迫が減って神経症状が改善していくことが期待されます。

▶ 麻痺や失語は「局所の神経症状」に分類される

▶ 血腫が吸収されれば、頭蓋内圧だけでなく、血腫周囲の脳への直接圧迫も減少する

■生活期：高次脳機能障害で問題になるのは「服薬管理」

　脳出血の最大の原因は高血圧です。**降圧薬**をきちんと服用し、生活習慣を整えていくことが必要です。高次脳機能障害の患者さんは、**服薬管理**が適切にできないことがあるので、家族への指導や訪問看護などとの連携が必要になります。

まとめ 脳出血の全体像

急性期		
治療	手術（血腫除去）、合併症・不動による廃用症候群予防目的のリハビリテーション →発症後なるべく早期からベッドサイドでリハビリテーションを実施	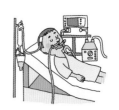
症状	意識・見当識障害、麻痺、失語など	

亜急性期 回復期		
治療	回復期リハビリテーション、退院の準備 →急性期治療後から適切なリハビリテーションを実施すると、その後の機能回復やADL改善、自宅退院の可能性が広がる →歩行障害、上肢麻痺、痙縮、嚥下障害、排尿障害、失語症、高次脳機能障害などリハビリテーションの対象は多岐にわたる	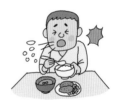
症状	高次脳機能障害を含む神経症状 （改善する場合も）	

生活期		
治療	再発予防 →薬剤、生活習慣を整える	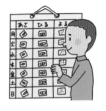
症状	高次脳機能障害の症状による服薬困難への対応 →家族への指導、訪問看護との連携を行う	

❹ くも膜下出血：高次脳機能障害の出現率は非常に高い

　くも膜下出血は、脳卒中のなかで最も死亡率が高いだけでなく、重症だと救命できても後遺症をきたすことが多いとされています（図6）。

　日常生活が自立していても、高次脳機能障害などにより、発症前の生活や職業に復帰できない患者さんもかなり存在するやっかいな疾患です。

▶くも膜下出血の患者さんの約1/3が亡くなり、生存者の約1/3が介護を要する後遺症をきたす

図6　くも膜下出血の罹患者数

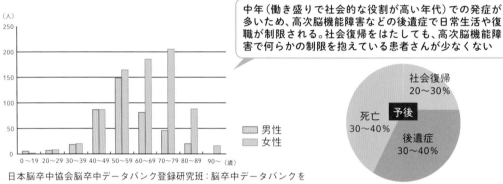

中年（働き盛りで社会的な役割が高い年代）での発症が多いため、高次脳機能障害などの後遺症で日常生活や復職が制限される。社会復帰をはたしても、高次脳機能障害で何らかの制限を抱えている患者さんが少なくない

予後
社会復帰 20〜30%
死亡 30〜40%
後遺症 30〜40%

日本脳卒中協会脳卒中データバンク登録研究班：脳卒中データバンクを利用したくも膜下出血の解析. 脳卒中の外科 2006；34；50. より引用

■約8割は脳動脈瘤破裂が原因で生じる（図7）

　脳を栄養する動脈は、脳表面の**くも膜下腔**を走行し、脳の内部に入っていきます。そのため、脳に入る手前で出血が起こると、血液はくも膜下腔に流れ込みます。

　出血の原因として最も多いのは、脳の血管が分岐する場所にできた**脳動脈瘤**の破裂です。また、脳動脈の壁に生じた解離（**解離性動脈瘤**）が破裂することで、くも膜下出血をきたすこともあります。

　脳動脈瘤が破裂すると、吹き出した血液で脳が破壊されたり、脳に急激に高い圧力が加わって心臓からの血液が脳に届かなくなることによる脳損傷が生じたりします。

▶脳（を包む軟膜）と硬膜の間にある、髄液で満たされた空間が「くも膜下腔」

図7　くも膜下出血の機序

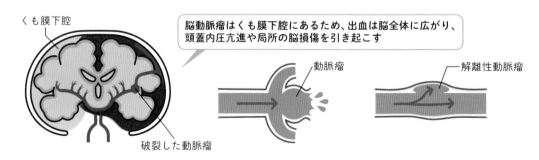

くも膜下腔

脳動脈瘤はくも膜下腔にあるため、出血は脳全体に広がり、頭蓋内圧亢進や局所の脳損傷を引き起こす

動脈瘤

解離性動脈瘤

破裂した動脈瘤

■急性期：再破裂を防ぎ、救命をめざすことが最優先（図8）

　最初の破裂を乗り越えても、二度三度と破裂を繰り返すと、救命できる可能性は非常に少なくなります。そのため、急性期では脳神経外科が治療にあたり、まずは再度破裂させないための治療として、**開頭クリッピング術**やカテーテルを用いた**脳血管内治療**が行われます（図7）。

　くも膜下腔に流れ込んだ血液は、やがて自然に吸収されますが、発症から数日後、血液の成分が血管を刺激した結果、血管が細くなって脳への血液が届かなくなり、意識障害や麻痺の進行などを引き起こすことがあります。これは、**脳血管攣縮**による**遅発性虚血性脳神経症状**と呼ばれ、カテーテルを用いた脳血管治療で、狭くなった脳動脈を拡張させる薬剤を投与したり、脳を保護する薬剤を点滴したりします。治療によって改善しない場合、脳梗塞を発症し、後遺症が残ります（図9）。

　一般的には、脳の状態が落ち着いてくる約2週間後、本格的にリハビリテーションを実施できるようになります。

▶前頭葉の機能が障害される「前交通動脈瘤破裂」などの場合、不穏・多動・衝動性が強くなり、術後のケアに支障をきたすことがある

図8　くも膜下出血の急性期

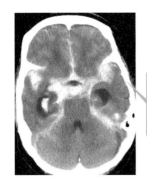

正常だと…

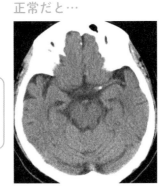

CTでは、通常は透明な髄液で満たされている脳底槽（くも膜下腔）が、くも膜下出血により高吸収（白色）に写っている

図9　脳血管攣縮による脳梗塞

脳血管攣縮をきたした場合

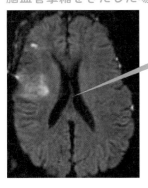

MRIでは、右前頭葉から頭頂葉にかけて脳梗塞を生じていることがわかる

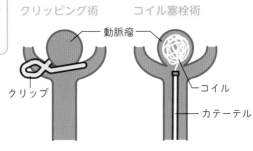

クリッピング術　　　コイル塞栓術

動脈瘤

クリップ

コイル

カテーテル

　くも膜下出血は、最初の出血の程度や治療内容、年齢・全身状態などにより、治療予後が大きく変わります。そのため、慢性期病院への**転院時期**はさまざまです。

　意識障害が改善せず、**全介助**のまま転院する重症患者さんもいます。**脳血管攣縮**によって脳梗塞をきたし、局所症状（片麻痺や失語など）を残したまま転院する患者さんもいます。治療後2～3週間程度で**自宅退院**し、そのまま無症状で**社会復帰**する患者さんもいます。

　くも膜下出血の場合、**脳全体の圧迫**や**脳虚血**が基本的な病態です。そのため、脳出血のような局所の神経症状は認めなくても、**見当識障害**や全般的な**注意障害**、**記憶障害**、**遂行機能障害**などの高次脳機能障害を認める場合がしばしばあるため、見逃さないように注意して観察しなければなりません。

　また、この時期には、髄液中に溶けた血液の成分によって髄液の吸収が滞り、脳室が拡大することで**正常圧水頭症**をきたすこともあります。この場合、再度、脳神経外科の急性期病院で**シャント手術**を行う場合もあります。

　正常圧水頭症によって新たに出現する症状は、**歩行障害**、**尿失禁**、**記銘力障害**などです。しかし、高次脳機能障害の1つである**気分障害**（情動の平板化、発動性の低下、抑うつなど）のある患者さんの場合、正常圧水頭症との区別がつきにくくなるので、慎重な観察が必要です。

▶局所の神経症状：運動麻痺や失語など

▶シャント手術：髄液をくも膜下腔から腹腔に流れるようにする手術（→ p.34）

図10 　くも膜下出血後正常圧水頭症（CT）

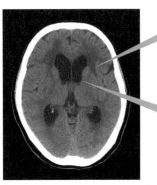

脳室周囲白質に、髄液による浮腫性変化（PVL＝低吸収域）が生じている

脳脊髄液の吸収が滞り、脳室が拡大し、水頭症をきたしている

正常（健常人）だと…

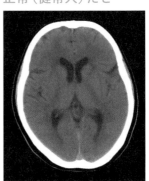

（periventricular lucency：PVL）

●正常圧水頭症が生じた場合に現れる特徴的な症状は、認知症、歩行障害、尿失禁の3つである

■生活期：高次脳機能障害による「生活のしづらさ」に直面する

　数年間は経過観察（CT、MRI、脳血管撮影など画像による動脈瘤の再発チェックなど）が行われますが、しだいに患者さんは医療の管理から離れ、家庭や社会生活に戻ります。

　高次脳機能障害は「**見えない障害**」ともいわれ、医療機関のように整備された環境ではしばしば気づかれず、社会に復帰してから**生活のしづらさや業務に支障**が生じ、困難に遭遇します。したがって、治療後、何らかの後遺症を認める場合には、家族や職場に高次脳機能障害を正しく理解してもらうことが重要です。

（昆　博之）

まとめ くも膜下出血の全体像

急性期

治療 開頭クリッピング術、脳血管内治療など
運動麻痺や呼吸・循環のリハビリテーション

症状 意識障害、麻痺など

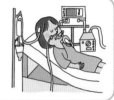

**亜急性期
回復期**

治療 リハビリテーション、退院の準備

症状 高次脳機能障害
（見当識障害、注意障害、記憶障害、遂行機能障害など）

生活期

治療 再発予防（経過観察）

症状 高次脳機能障害の症状による社会復帰への支援
→家族や周囲への指導を行う

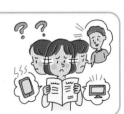

頭部外傷
について理解しよう

❶ 脳への衝撃の伝わり方によって症状の出方が異なる

　脳は、外からの衝撃に非常に弱い臓器です。

　頭部に一定以上の外力が加わると、その衝撃は内部にまで伝わり、脳実質の損傷（多くは出血を伴う）を引き起こします。

　頭部外傷による脳損傷は「脳への衝撃の伝わり方」により、**局所損傷**と**びまん性損傷**に分類されます（図1）。

▶脳は毛髪・頭皮・頭蓋骨・硬膜に守られ、髄液に浮かぶことで重力の影響を減らしている

図 1 　頭部外傷による脳損傷の分類

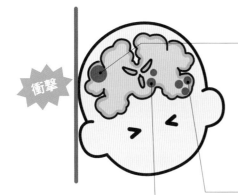

衝撃

直撃損傷
●**頭蓋骨の変形**による直接の損傷
→例：鈍器（バットなど）で殴られた場合などに生じる

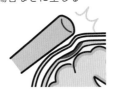

局所損傷
●急性硬膜外血腫
●急性硬膜下血腫
●脳挫傷
●外傷性くも膜下出血

対側損傷
●**脳の変形**と**圧較差**による損傷
→例：乗車中の衝突事故などで前頭部や側頭部をぶつけ、脳が頭蓋骨内で激しく前後あるいは左右にゆさぶられた場合などに生じる

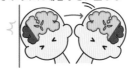

中心部から生じた損傷（広範囲）
●**加速度の違い**で脳がひずむことによる損傷
→例：頭部を中心に脳がゆさぶられ、回転加速がかかった場合などに生じる

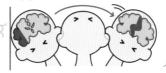

びまん性損傷
●脳振盪

❷ 出血（血腫）による圧迫が問題となるのが「局所損傷」

「頭蓋骨の変形による直接の損傷（図2-Ⓐ）」「脳の変形と圧較差による損傷（図2-Ⓑ）」によって生じるのが、局所損傷です。

局所損傷には、脳表面に生じた血腫の圧迫によって、その部分の脳機能が低下する**急性硬膜外血腫**や**急性硬膜下血腫**、**脳挫傷**が含まれます（図3）。

圧迫が強ければ血腫を取り除く手術をしなければなりません。脳の腫れ（脳腫脹）が強く、頭蓋内圧が高いときは、頭蓋内圧を下げる薬剤の投与や手術を要することもあります。

なお、硬膜下血腫の場合、受傷時から**意識障害**が生じるのが特徴です。

▶直撃損傷と対側損傷が、局所損傷に分類される

図2 局所損傷の成り立ち

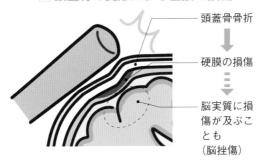

Ⓐ 頭蓋骨の変形による直接の損傷

頭蓋骨骨折
↓
硬膜の損傷
↓
脳実質に損傷が及ぶことも（脳挫傷）

●外力が**受傷部位に集中**し、頭蓋骨骨折の影響が直下の脳に及ぶもの
　→**脳挫傷**：脳そのものが破壊され、脳実質や脳表面に血腫を生じる
●脳挫傷を伴い、陥没の程度が強い場合や、硬膜が損傷している場合には、修復術が必要となる

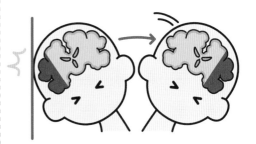

Ⓑ 脳の変形と圧較差による損傷

●強い外力を受けると、頭蓋骨の中で脳が相対的に移動するために生じるもの
　→**直撃損傷**：打撲部位の直下の脳が損傷する
　→**対側損傷**：反対側の脳が損傷する
●特に、後頭部を打撲した際、前頭葉や側頭葉に対側損傷を生じることが多い

図3 局所損傷の種類

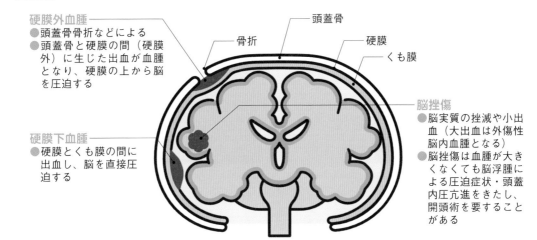

硬膜外血腫
●頭蓋骨骨折などによる
●頭蓋骨と硬膜の間（硬膜外）に生じた出血が血腫となり、硬膜の上から脳を圧迫する

骨折

頭蓋骨

硬膜

くも膜

硬膜下血腫
●硬膜とくも膜の間に出血し、脳を直接圧迫する

脳挫傷
●脳実質の挫滅や小出血（大出血は外傷性脳内血腫となる）
●脳挫傷は血腫が大きくなくても脳浮腫による圧迫症状・頭蓋内圧亢進をきたし、開頭術を要することがある

❸「びまん性損傷」では、高次脳機能障害を後遺しやすい

交通事故のように激しい衝撃が加わると、脳の中心部である**脳幹**を中心として回転加速が加わります。このとき、大脳表面と深部とのひずみによって、大脳半球白質内の軸索に広範な亀裂が生じ、広い範囲にわたって脳の障害をきたします（加速度の違いで脳がひずむことによる損傷）。これが、**びまん性脳損傷**です（図4）。

ごく軽度のものは**脳振盪**と呼ばれ、完全に回復します。しかし、重度では、昏睡状態のまま**死に至る**ことや、そのまま**意識障害が続く**ことになります。受傷後、意識障害が長く続く場合は、意識障害が遷延し、予後が悪いとされています。

高次脳機能障害が臨床的に問題となるのは、身体障害を伴う重症例より、むしろ軽症〜中等症の場合です。軽症〜中等症の患者さんは、見た目は「正常に見える」ので支援を受けにくく、社会復帰が困難な状況にあります。

なお、びまん性脳損傷は、CTではまずわかりません。そのため、MRIが最も診断には有効です。

▶局所の損傷で、血腫を取り除き、一見、麻痺や意識障害が改善した場合であっても、びまん性脳損傷を伴っていることがあるため注意が必要

図4 びまん性脳損傷のなりたち

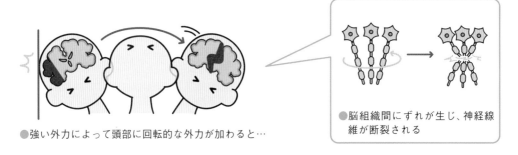

●強い外力によって頭部に回転的な外力が加わると…

●脳組織間にずれが生じ、神経線維が断裂される

MRI だと…

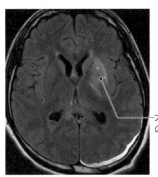

大脳基底核(左)の脳挫傷

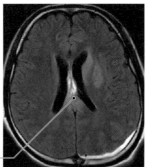

脳梁の脳挫傷

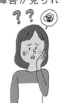

●これらの画像は20歳代・交通外傷の患者さんの症例。重度の見当識障害が見られた

❹ 頭部外傷の場合も、脳卒中に準じた治療・ケアが行われる

　急性期、慢性期、生活期ともに脳卒中に準じた対応が取られます。

　頭部外傷の場合、初期には気づかれない高次脳機能障害が、後年、**環境の変化**などによって指摘されることがあります。この場合、行政による各種支援を受けるためには、受傷当時の病歴や画像で脳損傷と障害を証明しなければなりません。時間がたてば立つほど情報が少なくなっていくので、早めの対応が必要です。

（昆　博之）

まとめ 頭部外傷の全体像

急性期

| 治療 | 血腫の除去（手術、薬剤投与）
運動麻痺や呼吸・循環のリハビリテーション |
| 症状 | 意識障害、麻痺など |

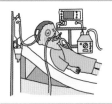

**亜急性期
回復期**

| 治療 | リハビリテーション、退院の準備 |
| 症状 | 高次脳機能障害
（見当識障害、注意障害、記憶障害、
遂行機能障害など） |

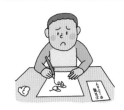

生活期

| 治療 | 転倒などの再発予防
→経過観察 |
| 症状 | 高次脳機能障害の症状による社会復帰への支援
→家族や周囲への指導を行う |

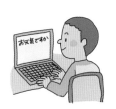

脳腫瘍
について理解しよう

❶ 悪性脳腫瘍では生涯にわたり治療が続く

　頭蓋内に発生するすべての腫瘍を脳腫瘍といいます。腫瘍なので、程度の差こそあれ、増大して**脳を圧迫**したり、周囲の脳に**浸潤**したりします（図1）。

　脳腫瘍では、傷害された**局所の神経症状**が出ることが多いのですが、**脳浮腫**によって**頭蓋内圧が亢進**し、**頭痛**や**意識障害**が出現することもあります。放置すれば短期間に大きくなり、さらに症状を深刻にします。

　最善の治療は「脳を傷つけずに腫瘍を取り切ること」です。腫瘍が良性の場合は腫瘍だけ除去することも可能ですが、**悪性脳腫瘍**の場合、脳の一部を一緒に切除せざるを得ない場合もあります。そのため、**放射線療法や化学療法**を組み合わせて治療後の神経症状を最小限にし、かつ少しでも再発を遅くし、生命予後を延長できるような治療を行います。

　通常、脳卒中や頭部外傷・良性脳腫瘍では、高次脳機能障害は悪化しません。しかし、**悪性脳腫瘍**の場合は、再発や進行によって高次脳機能障害が悪化していくこともあります。ADLの低下や生命予後を考えながら対応する必要があります。

▶悪性腫瘍は、周囲の脳にしみ込むように浸潤するのが特徴

図1 代表的な脳腫瘍と脳の機能局在

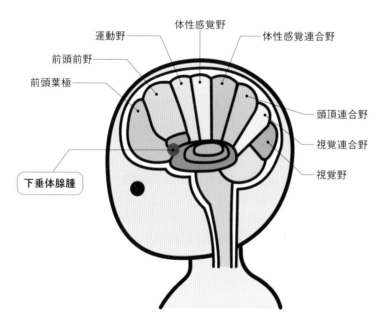

運動野
体性感覚野
体性感覚連合野
前頭前野
前頭葉極
頭頂連合野
視覚連合野
視覚野
下垂体腺腫

●代表的な脳腫瘍には、膠芽腫、下垂体腺腫、神経鞘腫、髄膜腫、転位性脳腫瘍がある
●下垂体腺腫を除き、脳腫瘍は、頭蓋内のあらゆる場所に発生しうるため、発生部位に対応した症状が出現する

❷ 腫瘍の「発生部位」「治療」によって出現する症状が異なる

■腫瘍局在と高次脳機能障害には関連がある

脳腫瘍は頭蓋内のあらゆる場所にできるため、出現する高次脳機能障害の症状も、運動麻痺、感覚障害、失語、失行、視空間認知の障害、顔面麻痺や嚥下障害など、さまざまです。

高次脳機能障害としては、前頭葉広範囲切除での**自発性の低下**や**遂行機能障害**、海馬や第三脳室周囲の障害で**記銘力障害**が出現することがあります。

■放射線治療によって高次脳機能障害が起こることもある

放射線治療は、悪性脳腫瘍の有効な治療ですが、同時に正常な神経細胞や脳血管に影響し、脳機能を低下させることがあります。

特に、**小児期**に脳・脊髄に**広範囲に照射**した場合、約80%以上で**知能低下**や**情動障害**が観察されたとの報告があります。成人でも、同様に**認知機能が低下**します。　　　　　　　　　　　　　　　　　　　　　　　（昆　博之）

まとめ　脳腫瘍の全体像

急性期		
治療	手術による腫瘍除去、放射線療法・化学療法	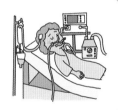
症状	局所の神経症状 脳浮腫に伴う頭蓋内圧亢進症状	

▼

亜急性期 回復期		
治療	リハビリテーション、退院の準備	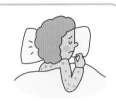
症状	高次脳機能障害 （自発性低下、遂行機能障害、記銘力障害など）	

▼

生活期		
治療	再発・進行の早期発見（経過観察） 抗がん剤や放射線療法などの維持療法	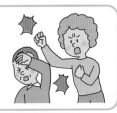
症状	高次脳機能障害 （情動障害、認知機能の低下など）	

脳炎・脳症
について理解しよう

❶ 脳炎は炎症、脳症は代謝異常によって生じる

　脳炎は、主として感染によって生じる脳や髄膜の炎症です。
　一方、脳症は、全身の代謝異常が原因となって生じます。

❷ 脳炎・脳症に発展すると重度の記憶障害が生じうる

　脳が存在する**頭蓋内**は、**無菌**で非常にきれいな環境です。その環境を保つため、血液から有害物質が入り込まないよう、**血液脳関門（BBB）**という仕切りがあります。

　しかし、頭蓋内には、病原体から防御するための免疫細胞が存在しないので、ひとたび細菌やウイルスが侵入すると、急激に感染や炎症が起きてしまいます（図1）。脳を包む髄膜に感染すると**髄膜炎**を引き起こし、頭痛や発熱、重度の場合は**意識障害**が生じます。抗菌薬など適切な治療で治りますが、脳実質まで炎症が及ぶと脳炎・脳症に発展し、重篤な後遺症を残すことや、死に至ることもあります。

▶ BBB（blood-brain barrier）：血液脳関門

図1　脳炎の成り立ち

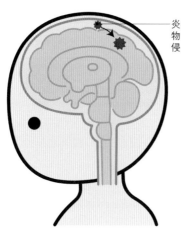

炎症を引き起こす物質が脳や髄膜に侵入

炎症が
生じる

MRIの拡散強調画像では…

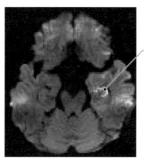

左海馬に高信号域を認める

● 60歳代・単純ヘルペス脳炎の患者さん
● 発熱、けいれん重積後、重症の記銘力障害が残った

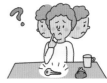

脳炎・脳症のうち、後遺症を残すものとしてわが国で最も頻度が高いのは、**単純ヘルペス脳炎**です。単純ヘルペス脳炎は、脳炎全体の 80 ％を占め、**側頭葉**に好発します。重傷例では致死率は高く、救命できても半数以上に重い**記憶障害**が残ってしまいます。

（昆　博之）

▶代表的な脳炎・脳症
　・細菌性髄膜炎
　・急性ウイルス性脳炎
　・インフルエンザ脳症

まとめ 脳炎・脳症の全体像

急性期

| 治療 | 気道確保、輸液、抗菌薬・抗ウイルス薬投与 けいれん発作・脳浮腫の治療 |
| 症状 | 頭痛、発熱、意識障害など |

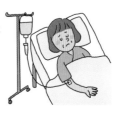

亜急性期 回復期

| 治療 | 全身管理、リハビリテーション |
| 症状 | 高次脳機能障害（記憶障害など） |

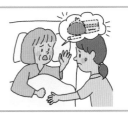

生活期

| 治療 | 社会復帰への支援 |
| 症状 | 高次脳機能障害（記憶障害など） てんかん、人格変化、嗅覚・味覚障害など |

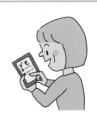

認知症
について理解しよう

① 認知症の病態は、高次脳機能障害そのもの

　認知症は、いったん正常に発達した脳の**認知機能（高次脳機能）**が、後天的な脳の器質障害によって進行性に低下し、日常・生活動作に支障をきたす病態です。そのため、いわば高次脳機能障害そのものともいえます。しかし、**行政的**な定義では「進行性疾患を原因とするものは高次脳機能障害から除外」されるため、狭義の高次脳機能障害には含まれません。

② 認知症には「治療可能なもの」とそうでないものがある

　認知症は、治療可能なものと、そうでないもの（難治・進行性）に大きく分けられます。代表的な原因疾患を表1にまとめます。

表1 認知症の代表的な原因疾患

治療可能	●正常圧水頭症 ●慢性硬膜下血腫 ●栄養障害 ●脳炎 ●甲状腺機能低下症
治療困難（難治性）	●アルツハイマー型認知症 ●血管性認知症 ●レビー小体型認知症 ●前頭側頭型認知症 ●意味性認知症 ○進行性核上性麻痺 ○神経原線維変化型老年期認知症 ○嗜銀顆粒性認知症 ○大脳皮質基底核変性症　など

○は臨床ではあまり出合わない

■治療可能な認知症

　特発性正常圧水頭症は、くも膜下出血などの明らかな原因がなければ、ゆっくりと髄液の貯留量が過剰となる疾患です。貯留した髄液によって側脳室やシルビウス裂（脳溝）が拡大し、それに伴って**歩行障害や認知症**が進行します。**シャント手術**で、症状が改善する可能性があります（図1）。

　慢性硬膜下血腫は、高齢者の**頭部外傷**をきっかけに生じることが多いです。**血腫ドレナージ術**で症状が改善します（図2）。

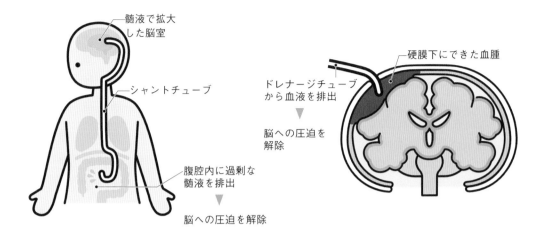

図1 脳室腹腔短絡術（シャント術）

髄液で拡大した脳室

シャントチューブ

腹腔内に過剰な髄液を排出

脳への圧迫を解除

図2 血腫ドレナージ術

硬膜下にできた血腫

ドレナージチューブから血液を排出

脳への圧迫を解除

また、**栄養障害**で認知症が出る場合があります。最も有名なのは、ビタミンB$_1$（チアミン）欠乏による健忘症候群（**ウェルニッケ・コルサコフ症候群**）です。食事摂取の少ない高齢者やアルコール多飲・依存症などでは早期発見治療が可能です。

低栄養は認知症を進行させることを考えると、栄養管理が重要です。

▶ビタミンB$_1$はチアミンとも呼ばれる

■治療困難な認知症：脳の変性による難治・進行性の認知症

加齢による脳の病的な老化は、治療困難です（図3）。

アルツハイマー型認知症に代表される**神経変性疾患**がおよそ70％、**脳血管の障害**による脳血管性認知症が約20％となっています。

図3 アルツハイマー型認知症のCT画像

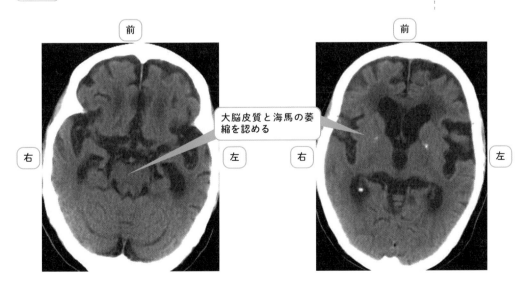

前

前

右

左

右

左

大脳皮質と海馬の萎縮を認める

❷ 認知機能症状は高次脳機能障害、BPSDは社会的行動障害に当たる

認知症の症状には、**認知機能症状**と**行動・心理症状**（BPSD）があります（図4）。

認知機能症状とは、記憶障害、見当識障害、遂行機能障害などの高次脳機能障害です。治療薬が開発されていますが、根本的な治療法はありません。

BPSDの不眠・徘徊・妄想・幻覚・暴力などの症状は、家族の対応や環境調整で改善することがあります。ちょうど、社会的行動障害の対応と似ている部分があります。

（昆　博之）

▶ BPSD
（behavioral and psychological symptom of dementia）：認知症の行動・心理症状

図4　認知症の症状

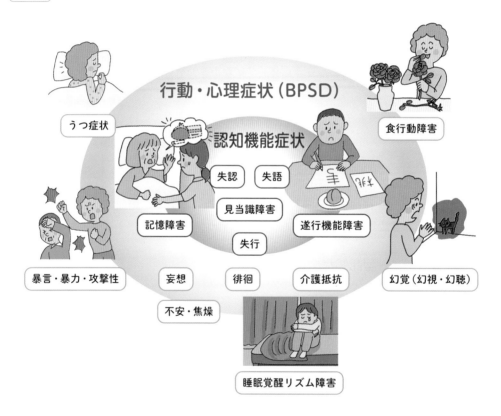

せん妄
について理解しよう

❶ せん妄は「一過性」の意識障害である

　脳疾患や高齢の患者さんが入院している病棟では、急性期でも慢性期でも、しばしば対応に苦慮する状態が**せん妄**です。**認知機能の低下**が認められるため、認知症に似ていますが、病態としては異なります。

　せん妄は、**意識障害**の１つで、脳疾患や全身疾患、外因性物質（薬剤など）によって出現します（図1）。軽度の意識障害に、興奮・易刺激性・幻覚・睡眠障害などが加わった状態です。

　せん妄は、急激に発症しますが、数日から数週間で治ることが特徴です。**素因**（年齢や脳疾患の既往など）に、**直接因子**（感染・血液異常・薬剤や原疾患など）と、**促進因子**（入院や身体抑制管理など）が加わり発症するとされ、適切な診断と対応が求められます。

■全身状態・環境を整えることが大切

　せん妄は、脱水や便秘、発熱などが原因で起こることもあります。必要時には、点滴治療を行います。

　また、睡眠不足にならないよう、昼夜のリズムをつくったり、寝室の環境を改善したりすることも大切です。

（昆　博之）

▶ 意欲低下や「ボーっとしているだけ」の低活動状態のせん妄では、わかりにくい場合もある

図 1 せん妄発生のメカニズム

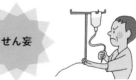

素因
- ●認知症
- ●高齢
- ●脳血管疾患の既往

促進因子
- ●心理的ストレス
- ●感覚遮断または過剰
- ●環境変化
- ●ベッド上安静（不動化）

直接因子
- ●脳神経疾患：てんかん、外傷、血管障害など
- ●熱傷、感染、腫瘍、手術侵襲
- ●代謝障害：腎不全、肝不全、血糖異常、脱水など
- ●呼吸障害、循環障害
- ●薬剤の影響

せん妄

脳の損傷部位と症状の関連性
を理解しよう

❶ 損傷部位の違い＝高次脳機能障害の症状の多様性の原因

高次脳機能障害は脳の損傷で起こります（図1）。

損傷が局所の場合は「**その領域の機能障害**」が生じます。

脳の**広範囲が損傷**した場合は「**注意障害や記憶障害**」などが出現します。例えば、海馬を含む側頭葉内側の障害では重度の**記銘力障害**が認められます。両側の前頭葉の障害では、前頭葉機能低下による**行動と感情の障害**（遂行機能障害・自発性低下・脱抑制など）が認められます。

▶「広範囲な損傷」の代表的な原因疾患
・側頭葉内側の障害→ヘルペス脳炎など
・前頭葉の障害→前交通動脈瘤破裂によるくも膜下出血、両側前頭葉の脳挫傷

図1 損傷部位と高次脳機能障害の症状の関係

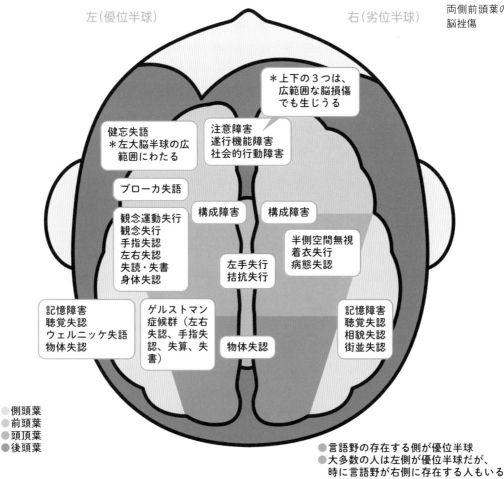

左（優位半球）　　　右（劣位半球）

＊上下の3つは、広範囲な脳損傷でも生じうる

健忘失語
＊左大脳半球の広範囲にわたる

注意障害
遂行機能障害
社会的行動障害

ブローカ失語

構成障害　　構成障害

観念運動失行
観念失行
手指失認
左右失認
失読・失書
身体失認

左手失行
拮抗失行

半側空間無視
着衣失行
病態失認

記憶障害
聴覚失認
ウェルニッケ失語
物体失認

ゲルストマン症候群（左右失認、手指失認、失算、失書）

物体失認

記憶障害
聴覚失認
相貌失認
街並失認

● 側頭葉
● 前頭葉
● 頭頂葉
● 後頭

● 言語野の存在する側が優位半球
● 大多数の人は左側が優位半球だが、時に言語野が右側に存在する人もいる

② 統計的に多い高次脳機能障害の症状は「行動・感情の障害」

　高次脳機能障害で通院中の患者さん899名について、原因疾患や出現している症状などを調べた実態調査があります（図1）。

　この報告によると、高次脳機能障害の原因疾患で最も多いのは脳血管障害、症状では行動と感情の障害、記憶障害、注意障害、失語症の順に多いとされています。

　なお、行動と感情の障害のなかでは、前頭葉機能の低下による症状（意欲低下、抑うつ、不安）が目立ちます。

　次項から、高次脳機能障害の代表的な症状と責任脳機能部位について述べていきます。

（昆　博之）

| 図2 | 高次脳機能障害の原因疾患 |

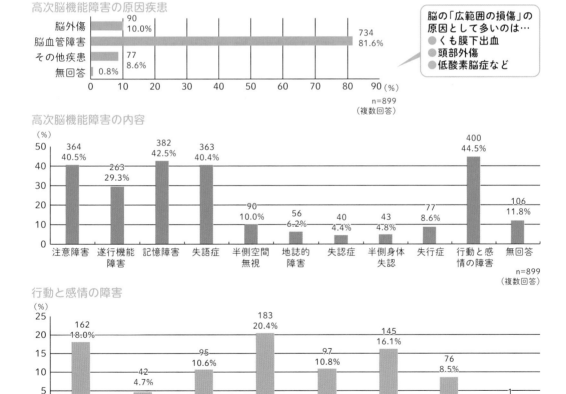

東京都高次脳機能障害実態調査委員会：高次脳機能障害者実態調査 2010. https://www.fukushihoken.metro.tokyo.lg.jp/joho/soshiki/syougai/seishiniryo/oshirase/kouji.html（2021.9.30アクセス）.より引用

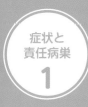

失語、失読・失書
は左大脳半球の障害

❶ 失語症は「言語を生成する能力」の障害で、構音障害ではない

　失語症は、脳の中で**言語を生成する能力**の障害です。読み・書きは頭の中で「音声を文字に書き換えたもの」なので、失語があれば読み・書きも障害されます。

　失語症は**脳の器質的障害**により生じるので、障害の部位や範囲により、さまざまなパターンを示します。

■言語を使うプロセスには「階層性」がある

　話すことが不自由なのか、理解することが不自由なのか、あるいは両方ともなのかをまず分類します（図1）。**話すこと**が不自由なら**出力系**（表出面：---▶）の障害、**理解すること**が不自由ならば**入力系**（受容面：▶）の障害です。出力系も入力系も、それぞれ**階層性**をもっており、このプロセスが1か所でも障害されると失語症が生じます。

▶ 構音障害は、舌・唇・喉の運動麻痺によって「呂律が回らなくなる」もの。読み書きは障害されない

▶ 階層性：「耳から入ってきた単なる音→まとまりある音の連続→意味のある単語→内容の理解→伝えたい内容を単語から文に構成→音のまとまりに生成→音として表出」というプロセスを脳の各部位が分担して行うこと

図1　ウェルニッケ=リヒトハイムの失語図式

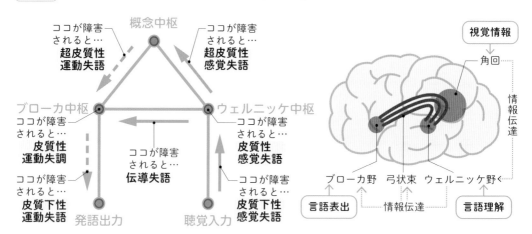

Lichtheim L. On aphasia. *Brain* 1885; 7: 433-484.

●「どの経路が障害されるか」で失語症のパターンが決まる
●概念中枢の脳局在は、同定されていない

■「理解」「発話」「復唱」の評価で、おおよそ鑑別できる（図2）

　言語機能を担う言語中枢は、左大脳半球にあります（日本人の9割以上）。

　前頭葉の下前頭回後方には表出面を担う**ブローカ野**（運動性言語野）、側頭葉の上側頭回後部には**ウェルニッケ野**（感覚性言語野）があり、双方を**弓状束**という神経線維の束がつないでいます。

　ブローカ野やその周辺の損傷では、言葉の生成が困難となり、話し方がたどたどしく非流暢となる**ブローカ失語**（皮質性運動失語）になります。

　ウェルニッケ野やその周辺の損傷では、話を聞いても理解できず、話し方はすらすらとしていますが、意味のない言葉や単語の言い誤りが目立つ「**ウェルニッケ失語**（皮質性感覚失語）」になります。

　弓状束が障害されると、発話も理解も可能だが、復唱が困難な**伝導失語**になります。

　理解と発話が良好でも、なかなか単語が出てこない「喚_{かん}語_ご困難タイプの失語症」は**健忘失語**といわれ、前頭葉下前頭回や側頭葉後方や左角回などが責任病巣といわれています。

▶「超皮質性失語」は復唱が困難になるもの
▶「全失語」はすべてが障害されたもの

図2　失語症のパターン　◀ 失語図式（図1）と関連づけると理解しやすい

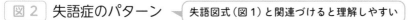

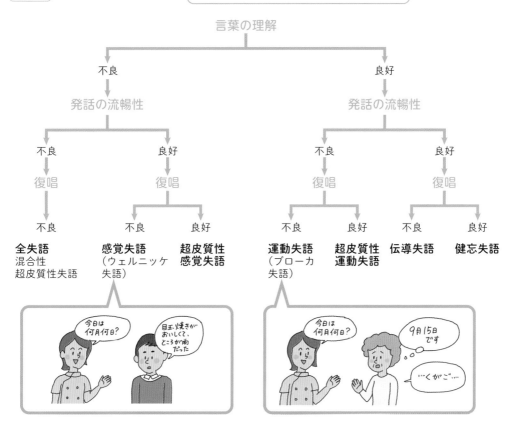

❷ 読み書きの障害は「文字を使う能力」の障害

　読み書きの障害は、**失読**と**失書**に大きく分かれます。左角回が重要な働き
をはたしています（図3）。

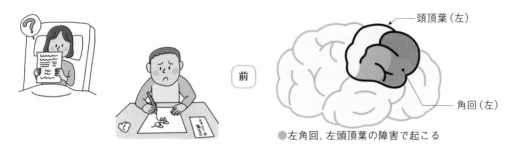

| 図3 | 「読み書きの障害」と責任病巣

前

頭頂葉（左）

角回（左）

●左角回、左頭頂葉の障害で起こる

■失読（純粋失読）は「角回への情報伝達」が障害されて生じる

　失語症がなく、失書を伴わない失読のことを**純粋失読**といいます。純粋失
読の原因として有名なのが、**分離脳**です（図4）。分離脳とは、左後大脳動
脈領域の脳梗塞によって左後頭葉内側と脳梁が同時に障害され、角回への視
覚情報が障害される病態のことをいいます。

　純粋失読の場合、読めない文字を「なぞる」ことで読める（なぞり読み）
ことも多いです。

| 図4 | 分離脳

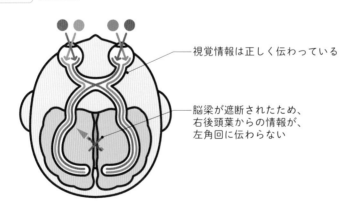

視覚情報は正しく伝わっている

脳梁が遮断されたため、
右後頭葉からの情報が、
左角回に伝わらない

■**失書（純粋失書）は「角回」が障害されて生じる**

　文字・単語・文章が書けなくなるが、失読は伴わない状態を**純粋失書**といいます。左頭頂葉が責任病巣です（図4）。

　なお、失読と失書が同時に生じるものを**失読失書**といいます。失読失書の場合、**喚語困難**を伴い、音読・読解ともできません。自発書字が困難になりますが、写字能力（写しとるだけでなぞり読みはできない）は保存されます。左角回周囲が責任病巣とされます。

▶左下側頭回後部から紡錘状回が障害されると「漢字だけの失書」が生じる

■**ゲルストマン症候群は「角回および縁上回」の障害で生じる**

　ゲルストマン症候群は、優位半球の頭頂葉（角回および縁上回）の障害で生じ、①手指失認（指定された指を出せない）、②左右失認（左右を識別できない）、③失算、④失書の4主徴を特色とする症候群です。

　ただし、必ず4主徴がそろう訳ではなく、いろいろな組み合わせで出現することがあります。

（昆　博之）

Column：全失語の患者さんへの対応

　言語機能が全般的に障害されている重度失語症の患者さんへの対応は非常に難しく、相当の工夫と配慮が必要です。

　医療者が行うべきケアで、最も重要なのは「できること」を探ることです。

　言語については、単に「ことば」に限らず、ジェスチャーや描画（絵を描くこと）、表情の変化などの非言語的な残存能力を把握することが大切になります。

　一方で、ADL全般に視点を向ければ、病棟生活でのナースコールやヘルプコール、整容動作やトイレ動作などの行動を把握し、広い視野で「できること」「工夫すればできること」を見きわめることが重要です。そのためには、多職種が協働し、評価の視点や情報を共有する必要があります。

　家族に対しては、描画・ジェスチャーなどを用いて、対等な立場でコミュニケーションを図るように伝えます。「こうやれば伝えられるんだ」という成功体験を1つずつ増やし、患者さんと家族が相互に自信を得ることが有効です。

（昆　博之）

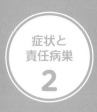

失行
は左頭頂葉と前頭葉の障害

❶ 失行は「行為の障害」で、運動機能の障害ではない

　失行とは、運動麻痺はないのに「以前はできた動作を実行しようとしても、正しい動作が行えない」障害です。しばしば、**意図的動作**と**無意識動作**の乖離現象が見られます。

　失行にはいくつか種類がありますが、一般的に症状は**両側性**です。右利きの患者さんの場合、左大脳半球の損傷により両側上肢の動作が障害されます。

▶意図的動作と無意識動作の乖離：同じ動作が「医療者に指示されるとできないが、日常場面では自然にできる」などのこと

❷ 観念運動失行は「左縁上回」が障害されて生じる

　観念運動失行は、**縁上回**（頭頂葉の下）が障害されたことで生じる両上肢の障害です（図1）。自発的な行為はできるものの、**指示された行為はできない**状態です。

　例えば「歯を磨く」という動作は自発的にできますが、「歯をみがくまねをしてください」と口頭で指示した場合や、ジェスチャーやパントマイムでまねをするように指示した場合には、その動作ができません。

　自発的な行為であればできるので、患者さん自身では気づかないことがあります。

図1 観念運動失行と責任病巣

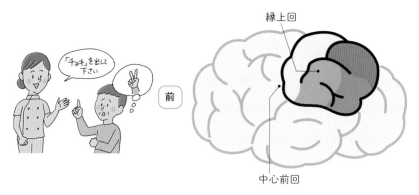

●観念運動失行の一種である口腔顔面失行は、
　左の中心前回・縁上回が障害されると生じる

■口腔顔面失行は「観念運動失行」の一種

　口腔顔面失行は、顔面下部・舌・咽喉頭に出現する**観念運動失行**です。あくびのような自動運動はできますが、「舌を出してください」などの口頭命令や模倣はできません。

　左中心前回下部や**左縁上回**の障害で起こるとされています。

▶口腔顔面失行では、口笛が吹けない、舌打ちができない、などの症状もみられる

❸ 観念失行は「左角回」が障害されて生じる

　観念失行は、左側の**角回**（下頭頂小葉）が障害された場合に生じます（図2）。

　道具の使用障害とも呼ばれ、慣れているはずの道具（はさみ、くしなど）の使い方がわからなくなったり、一連の動作ができなくなったりします。

▶一連の動作：お茶を入れる（茶葉を茶筒から出し、急須に入れ、お湯を注ぐ）など

図2 観念失行と責任病巣

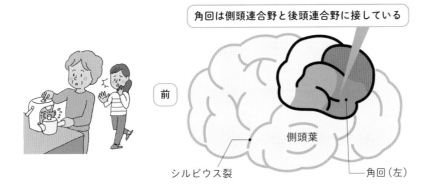

角回は側頭連合野と後頭連合野に接している

前

側頭葉

シルビウス裂

角回（左）

❹ 着衣失行は「右頭頂葉」が障害されて生じる

　着衣失行は「衣服を正しく着たり脱いだりできない」障害です。両側に起きる失行のなかでは、例外的に**右頭頂葉**の損傷で起こります（図3）。

　半側空間無視でも似た症状は生じますが、区別して考える必要があります。

（昆　博之）

▶着衣失行は「体と衣服の空間的把握が難しい」ことなので、半側空間無視とは異なる

図3 着衣失行と責任病巣

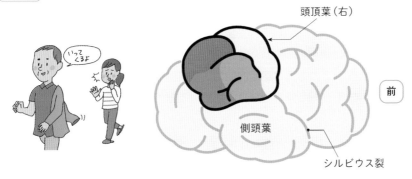

頭頂葉（右）

前

側頭葉

シルビウス裂

いってくるよ

行為・行動障害
は中心溝周辺・脳梁の障害

❶ 行為・行動の障害は「一側性の失行」ととらえるとわかりやすい

　行為・行動の障害は、広義では**失行**に含まれます。多くは一側性で、中心溝や脳梁が障害されることで生じます。

▶「片手に生じる障害」と考えるとわかりやすい

❷ 肢節運動失行は「中心溝の周囲」が障害されて生じる

　肢節運動失行は、運動麻痺や感覚障害がないのに対側の手の細かい動きが難しくなる障害です。ボタンがはめられない、ポケットに手を入れるとき小指がひっかかる、机の上の硬貨を取れない、などの症状が見られます。左または右の**中心溝周囲**の障害によって起こります。

図1　肢節運動失行と責任病巣

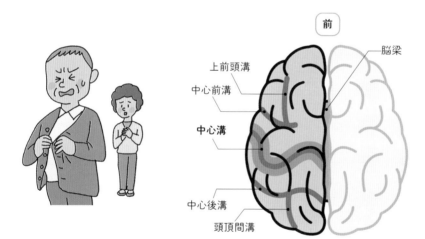

前

脳梁
上前頭溝
中心前溝
中心溝
中心後溝
頭頂間溝

❸ 脳梁離断症状は「左右が連携できない」ことで生じる

　「脳は体の反対側を支配している」ことは、子どもでも知っています。しかし、大脳には**側性化**（左右の大脳間での機能的違い）があります。**言語的・論理的思考**を司る側を優位半球、その対側で**空間的能力・音楽的能力**が発達している側を劣位半球といいます。大部分の人では、**左側の大脳が優位半球**となります。

　手足の運動に高次脳機能がかかわる際は「**動かす側の脳**」と「**高次脳機能の局在部位**」が**連携**をとる必要があります。左右の大脳皮質を結ぶ神経線維

▶右利きの人のほとんど、左利きの人でも2/3は左側が優位半球
▶高次脳機能として挙げられる言語・計算・空間的能力・左右の視野には、側性化がある

（**交連線維**）のうち、最大のものが**脳梁**です（図2）。

　脳梁に何らかの損傷が生じ、左右の大脳間で信号の連絡が取れなくなって起こる症状が**脳梁離断症状**です。

　脳梁離断症状の代表的なものとして、**左手の失行**（口頭で命じられた動作を左手で行えない）があります。この他に、右手で正しい運動を行う際に、左手が意志に反して反対の動作をしてしまう**拮抗失行**などがあります。

　脳梁離断症状は、脳梁離断術の術後合併症として生じることがあります。脳梁離断術は、転倒発作を繰り返す小児の難治性てんかんなどに施行されるてんかんの外科治療です。無気力や無言、失禁、半側空間無視などの症状が出現することがありますが、通常は一過性で改善していくことが多いといわれています。

（昆　博之）

▶左手の失行：左大脳半球で行われた言語的理解の情報が、右大脳半球の運動野に伝わらず、動くはずの左手で動作ができない

図2　脳梁離断症状の成り立ち

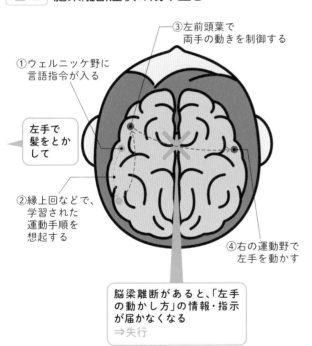

①ウェルニッケ野に言語指令が入る

③左前頭葉で両手の動きを制御する

左手で髪をとかして

②縁上回などで、学習された運動手順を想起する

④右の運動野で左手を動かす

脳梁離断があると、「左手の動かし方」の情報・指示が届かなくなる
⇒失行

左手の失行では…

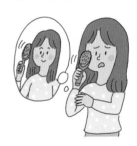

拮抗失行では…

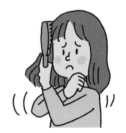

視空間認知の障害
は右頭頂葉の障害

❶ 視空間認知に必要な情報は「上頭頂小葉」で統合・処理される

　視空間認知は「自らの体とまわりの空間との位置関係」を正しく認識することです。前頭葉感覚野から**体性感覚**を、後頭葉から**視覚情報**を受け取り、上頭頂小葉（頭頂葉体性感覚野の後方上部）が情報処理を行うことで、**空間感覚**と**立体視**が実行されます。

　視空間認知の障害は**無視症候群**とも呼ばれ、**半側空間無視**と**構成障害**に大別されます。

▶上頭頂小葉：中心後回の後ろ、頭頂間溝を挟んで下頭頂小葉の上方に位置する

❷ 半側空間無視：右大脳半球の障害による「左側無視」が多い

　一側の大脳半球が障害されると、反対側の空間の注意が低下します。

　右大脳半球の障害で、左側への注意が向けづらくなる病態が**左半側空間無視**です。半側空間無視の症状は「右半球の障害による左半側空間無視」が多く、この場合、責任部位は右頭頂葉後上方の上頭頂小葉が中心となります（図1）。なお、左半球障害による右半側の空間無視が発生することは少ないです。

▶右大脳半球（劣位半球）は空間認知に長けている。左大脳半球が障害されても、右大脳半球が両側の空間を認知できるので、右半側空間無視は発生しづらい

図1 　半側空間無視（右頭頂葉障害による）と責任病巣

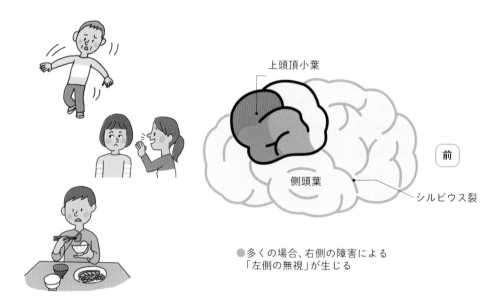

上頭頂小葉

前

側頭葉

シルビウス裂

●多くの場合、右側の障害による
「左側の無視」が生じる

■**半側空間無視と同名半盲の鑑別が重要**

　半側空間無視と似ているが区別しなくてはならない病態に**同名半盲**があります（図2）。同名半盲は、半側空間無視と違って「見えていないことを意識できる」ため、視線を移動することで代償ができます。

　半側空間無視の場合、「見えていない側はまったく認識されていない」ため、日常生活がより困難になります。転倒やけがが生じやすいほか、自動車運転が困難になります。患者さん本人は「見えていないことに気づかない」からです。

▶同名半盲：視覚路（視神経交差〜後頭葉）の障害で、左右どちらかの視野が狭くなる症状

図2 半側空間無視と同名半盲

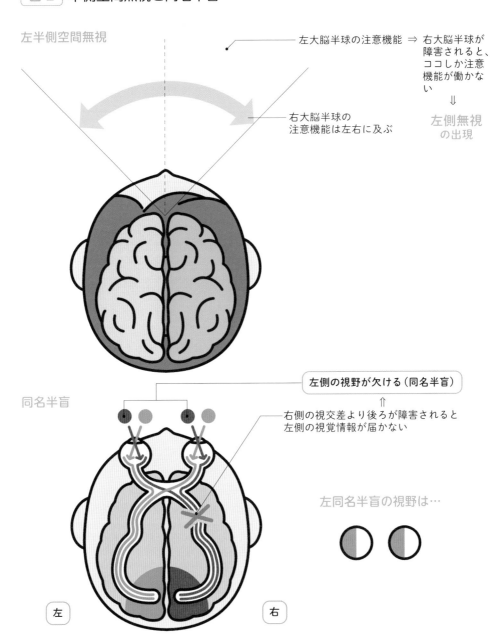

左半側空間無視

左大脳半球の注意機能 ⇒ 右大脳半球が障害されると、ココしか注意機能が働かない ⇓ 左側無視の出現

右大脳半球の注意機能は左右に及ぶ

同名半盲

左側の視野が欠ける（同名半盲） ⇑ 右側の視交差より後ろが障害されると左側の視覚情報が届かない

左同名半盲の視野は…

左　　右

半側空間無視の検査については、表1（→ p.50）にまとめました。

表1　半側空間無視の検査（BIT行動性無視検査）

文字抹消試験	●横書き5行にランダムに印刷されたひらがなの列から「え」「つ」に○をつける検査
線分抹消試験	●ランダムに配置された36本の短い線のすべてに印をつけてもらう検査
星印抹消試験	●ランダムに配置された、大小2種類の星印とひらがなのなかから「小さな星印」を○で囲んでもらう検査
線分二等分試験	●線（204mm）の中心に印をつけてもらう検査 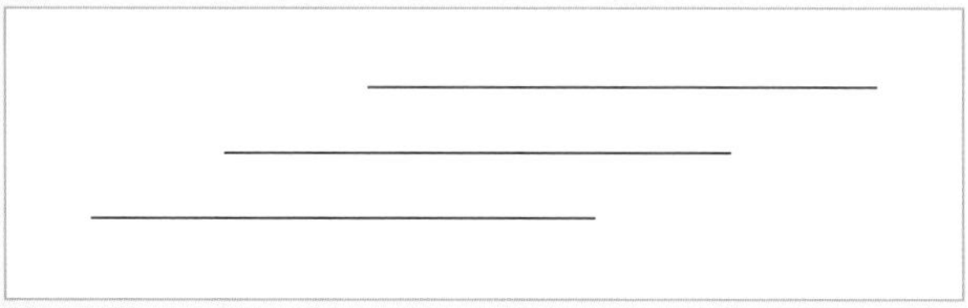
模写試験	●星、立方体、花および3つの幾何学図形が描かれた4枚の検査用紙を用い、図と同じように描き写してもらう検査 描くべき図柄 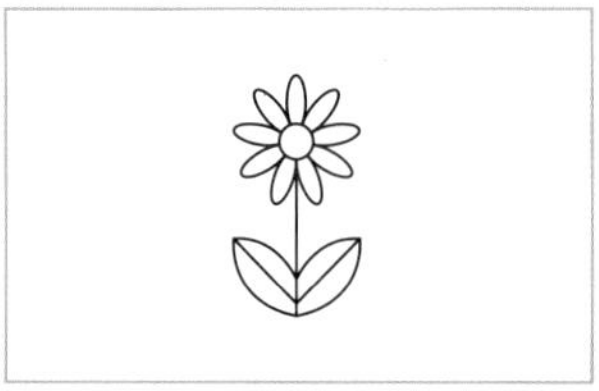 描いてみると… 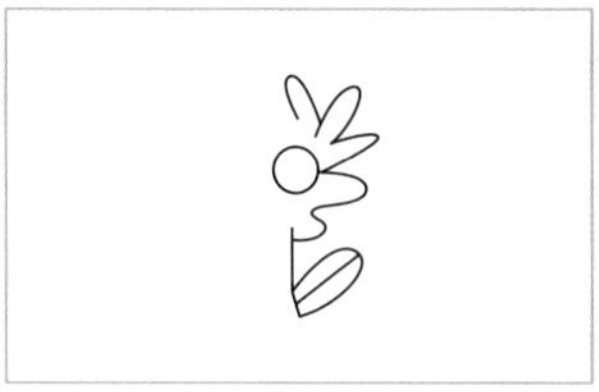

臨床で簡便にチェックする方法として、看護師が持ったヒモを真ん中でつまんでもらうこともある

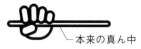

└ 本来の真ん中

左半側空間無視があると、看護師から見て「中心より左側」をつまんでいる

●BIT行動性無視検査は、表1に示した通常検査と、日常場面を模した行動検査から構成されている
●標準化された国際的検査法であり、正確な評価には欠かせない

❸ 構成障害：頭頂連合野の障害によって生じる

　構成障害は、積み木や図形の描写など、**空間的構成**ができない病態です（図3）。構成障害そのものが、日常生活の妨げになることは少ないです。しかし、絵画・彫刻などの趣味活動に影響を与えることがあります。また、設計や建築などを職業としている患者さんの場合、復職を妨げる深刻な要因となります。

　頭頂葉連合野の障害で、**左右どちらにも**生じます。認知症など全般的知能低下がある場合は起こりやすくなります。

（昆　博之）

| 図3 | 構成障害と責任病巣 |

描くべき図柄は…

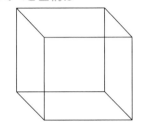

頭頂連合野

前

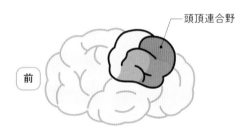

描いてみると…

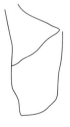

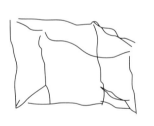

●構成障害があると、積み木や図形の描写がうまくできなくなる

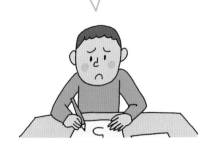

失認
は知覚を処理する連合野の障害

❶ 知覚（感覚の意味すること）がわからなくなるのが「失認」

失認は、いわゆる感覚障害とは異なります。見えているものが何なのかわからない（視覚失認）、聞こえているのが何の音かわからない（聴覚失認）など、それぞれの感覚機能は正常なのに、その情報を脳内で処理して意味づけを行えなくなる障害です。

失認にはいくつかの種類があります。代表的なものを以下にまとめます。

▶感覚(sensation)は、感覚器官から得られたいわゆる五感（視覚・聴覚・嗅覚・味覚・皮膚感覚）のこと

❷ 物体失認：左の後頭葉〜側頭葉の経路が障害されて生じる

物体失認は「物体は見えているが、それが何であるかわからない」障害です。**左後頭葉**の視覚野から**側頭葉**の側頭連合野にかけて経路が障害されることで生じます（図1）。

ちなみに、「見えているがわからない」ものを**視覚失認**、「聞こえているがわからない」ものを**聴覚失認**、「触れているけれどわからない」ものを**触覚失認**といいます。

▶物理的な感覚刺激に、過去の経験や学習に基づいた意味づけを行ったものが知覚(perception)

▶知覚をさらに連合野で統合して高次脳機能的処理を施したのが認知(cognition)となる

| 図1 | 物体失認と責任病巣 |

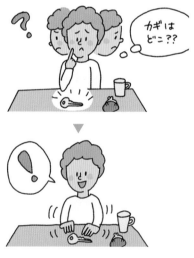

●目の前にあるものがわからない
　視覚失認の場合、触れてみるとわかることも多い

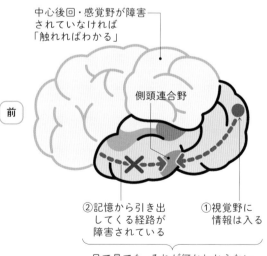

中心後回・感覚野が障害されていなければ「触れればわかる」

側頭連合野

前

②記憶から引き出してくる経路が障害されている

①視覚野に情報は入る

目で見ても、それが何かわからない

❸ 相貌失認：右の後頭葉〜側頭葉の経路が障害されて生じる

　相貌失認は、家族や友人、有名人であっても「顔を見ただけでは、その人が誰だかわからない」障害です。

　物体失認とは異なり、**右後頭葉**の視覚野から**側頭葉**の側頭連合野にかけて障害されることで生じます（図2）。

▶「人の顔だけがわからない」症状が相貌失認

図2　相貌失認と責任病巣

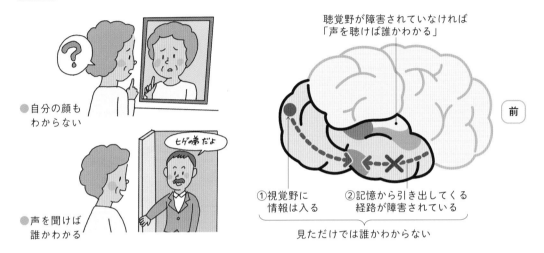

聴覚野が障害されていなければ「声を聴けば誰かわかる」

- 自分の顔もわからない
- 声を聞けば誰かわかる

ヒゲの弟だよ

前

①視覚野に情報は入る　②記憶から引き出してくる経路が障害されている

見ただけでは誰かわからない

❹ 街並失認：右側の紡錘状回〜舌状回の経路が障害されて生じる

　街並失認は、見慣れた自宅付近の建物や風景を見ても「何の建物か、どこの風景かわからない」障害です。目的地までの地図を描くことはできるのですが、地図上のランドマークとなる建物や風景を認識できないため、道に迷ってしまう症状です。

　右大脳半球の内側底面の**紡錘状回**から**舌状回**が責任病巣です（図3）。

▶街並失認の場合「地図は読める」

図3　街並失認と責任病巣

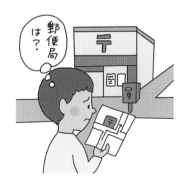

郵便局は？

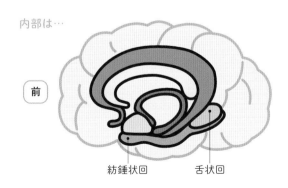

内部は…

前

紡錘状回　　舌状回

❺ 道順障害：右側の帯状回〜楔前部が障害されて生じる

　道順障害は、街並失認とは異なり「自宅近くの建物や風景はよくわかっているが、それらの位置関係をイメージできない」障害です。いわば、頭の中に地図を描くことができないため、目的地への方角や道順がわからず道に迷ってしまいます。

　右大脳半球の帯状回後部から、頭頂葉内側の楔前部下部が責任病巣です（図4）。

▶道順障害の場合、「地図が読みづらい」

図4 道順障害と責任病巣

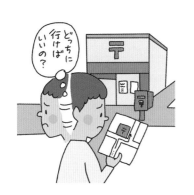
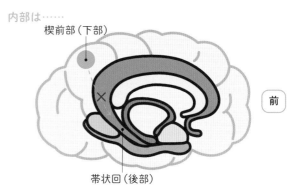

内部は……
楔前部（下部）
帯状回（後部）
前

❻ 身体失認：右頭頂葉の障害による「病態失認」が多い

　身体失認は「自分の身体を認知できない」障害です。

　身体失認には、いくつか種類がありますが、有名なのは、左片麻痺があるにもかかわらずそれを否定する**病態失認**です。患者さん自身が麻痺について言及することはなく、医療者や家族などに指摘されると否定するのが特徴です。

　病態失認は、**右頭頂葉**の病変で生じます（図5）。急性期に現れやすく、次第に改善していくことが多いといわれています。

▶半側身体失認（自分の左半分だけが認識できない）、身体部位失認（身体部分の名称を言われたり触られたりしてもそれを知覚できない）などの症状もある

図5 身体失認と責任病巣

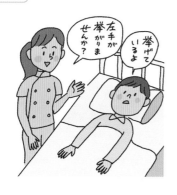
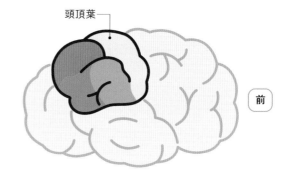

頭頂葉
前

なお、病態失認に似た症状に「**認知症**による**取りつくろい**」があります。これは、記憶障害をベースとして、自分が覚えていないのに相手に話を合わせ、あたかも覚えているように振る舞うことをいいます。

病態失認は右頭頂葉を主体とした脳局所の障害によって生じることがありますが、認知症の場合は、脳全体の機能低下と記憶障害がその原因となります。

▶半側身体失認は半側空間無視を合併することが多いとされる。上肢に多く、下肢にはあまり見られないのが特徴

❼ 幻視・錯視：特定の部位の障害ではなく「疾患によって」起こる

幻視・錯視は**陽性知覚症状**とも呼ばれます（図6）。責任病巣はありませんが、後頭葉の脳梗塞などの患者さんに見られることが多いです。

幻視は「実際には存在しないものが、まるであるかのように見えること」で、**レビー小体型認知症**に特徴的に出現します。

錯視は「見えているが、実際と異なる大きさや形・色などとして認識される」現象です。正常な人でも日常的に経験することがあります。

（昆　博之）

▶レビー小体型認知症：老年期に発生する認知症の1つ。幻視、安静時の振戦、無動などといった症状が特徴的

図6　幻視と錯視

幻視　　　　　　　　　　　錯視

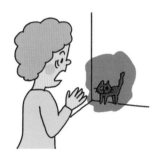

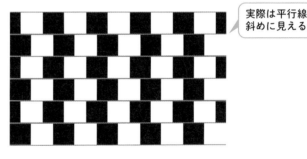

実際は平行線なのに斜めに見える

●「人物、虫、小動物が見える」との訴えが多い
●幻聴や「人の気配」を感じる患者さんもいる

●周囲の物が「ゆがむ」「変形する」との訴えが多い
●壁のしみが「人の顔に見える」、まるめたシーツが「動物に見える」などの訴えも多い

注意障害
は前頭葉連合野と頭頂葉の障害

❶ 注意障害は「選択性」「持続性」「転導性」「分配性」の4要素からなる

注意機能は「注意を適切に向ける能力」ですが、**覚醒・見当識の維持**とともに、他の**高次脳機能の基盤**となります（図1）。

▶他の高次脳機能：認知・記憶・思考など

脳部位として深くかかわっているのは**前頭葉連合野**です。

前頭葉は、脳の中で最も大きいため脳疾患や外傷で損なわれやすく、他の脳葉を結合する線維（**連合線維**）が多く発達しています。そのため、局所の脳出血や脳挫傷でも注意障害が生じるのです。

図1　高次脳機能の階層性と高次脳機能障害の症候

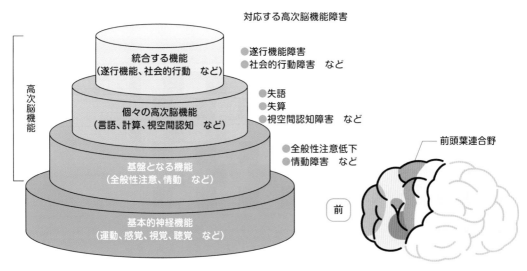

鈴木匡子：高次脳機能の主要徴候. 日本医師会雑誌 2016；145(6)：1179-1182. より引用

❷ 注意障害は「記憶障害」と密接なかかわりをもつ

高次脳機能障害としての注意障害をみる場合、図1に示す4要素に分けて考えます。いわゆる注意力（選択性、持続性、転導性）に、**注意を制御**する機能（配分性）が加わった能力ととらえると、わかりやすくなります。

なお、配分性の障害の検出には、PASAT が用いられます。

（昆　博之）

▶注意の制御には、作動記憶（→p.60記憶障害）が密接にかかわる

図2 注意機能の要素

● 複数の対象へ注意を分配すること
● 障害例：車で交差点を左折するとき、歩行者に気を取られ、自転車の巻き込みを起こす
● 検出には「PASAT」が用いられる

PASAT(paced serial attention test)

記憶をとどめた状態で計算を行う検査
①ラジカセから聞こえる2つの数字を足した数を答える（例：「2・8」→答えは10）
②先ほど聞こえた「2つめの数字」と、「次に聞こえる数字」を足した数を答える（例：「6」→答えは14）

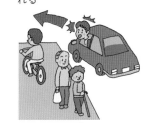

● 対象への注意を持続させること
● 障害例：新しい刺激が加わると、それまでの動作が中断される

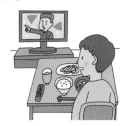

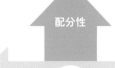

配分性

持続性　　行動　　転導性

選択性

● それまでの対象から注意を切り替えること
● 障害例：何かに取り組んでいるとまわりの変化に気づけない

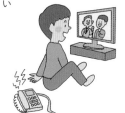

● 複数の対象から目標を選び出すこと
● 障害例：たくさんの声のなかから相手の話を聞き取れない

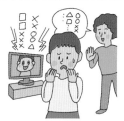

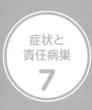

記憶障害
には側頭葉の海馬が密接にかかわっている

❶ 記憶は「記銘」「保持」「想起」の3段階からなる

　記憶は、①覚える（**記銘**）→②蓄える（**保持**）→③思い出す（**想起**）の3
段階から成ります（図1）。記憶障害は、これら3つのいずれかの要素が障
害された状態です。

　新しい情報は、**大脳皮質**から側頭葉の**海馬**に伝えられ、符号化され（記銘）
たうえで、短期間保存されます。これが、**短期記憶**です。保存が必要な情報
は**各連合野**に伝えられ、**長期記憶**として保存されます。

図1　記憶の3段階とかかわる脳の部位

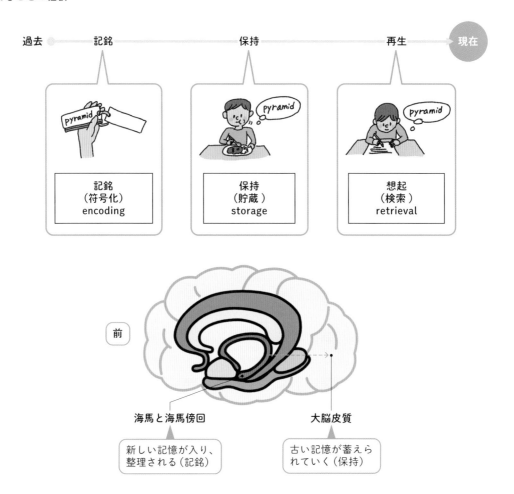

できごとの経験

過去　　　記銘　　　　　　　保持　　　　　　　再生　　　現在

記銘
（符号化）
encoding

保持
（貯蔵）
storage

想起
（検索）
retrieval

前

海馬と海馬傍回

大脳皮質

新しい記憶が入り、
整理される（記銘）

古い記憶が蓄えら
れていく（保持）

■記憶障害のなかで最も多いのは「健忘症候群」

健忘症候群は、**前向性健忘、逆向性健忘、失見当識**などに分けられます。なかでも前向性健忘は、健忘症候群の中核となります。

加齢によるもの忘れでは、**想起の機能低下**により、思い出すまでの時間がかかるなど苦労します。一方、**アルツハイマー型認知症**では、海馬の障害により、「短期記憶を長期記憶としてとどめる機能」が低下し、新しいことを覚えるのが難しくなります。

▶前向性健忘：いわゆる「もの忘れ」のこと

❷ 現在を起点とした過去の「回想記憶」と未来に想起すべき「展望記憶」

記憶は抽象的な概念なので、そもそも分類すること自体が難しいのですが、主に、①保持時間の長さや内容の違い、②意識下か非意識下か、③起点はどこか（受傷時・発症時か、観察している今現在か）といった観点から分類されます。

ここでは、時間軸に注目し、**回想記憶**と**展望記憶**に大きく分けて整理します（図2）。

▶心理学では即時記憶を短期記憶、近時記憶と遠隔記憶を併せて長期記憶と呼ぶこともある。○○記憶という言葉の乱立が、理解しにくい原因の1つ

Column：記憶に関する用語の整理 エピソード記憶とワーキングメモリ

記憶に関する用語にはさまざまな種類があるため、混乱することも少なくありません。ここで、高次脳機能障害の症状理解に必要となるものの、理解しづらい「エピソード記憶」「ワーキングメモリ」について説明します。

エピソード記憶は、記憶の保持時間（記憶の体験から取り出しまでの時間）で分類されます。心理学や記憶の分野では、短期記憶と長期記憶に分けます。神経学など臨床的には、短いものから、即時記憶、近時記憶、遠隔記憶と分けられます。なお、即時記憶は「簡単な内容をただちに再生すること」をいい、おおむね数秒〜数十秒間で瞬間的です。近時記憶は数分〜数か月、遠隔記憶は数か月以上保持されます。

ワーキングメモリは、作業記憶や作動記憶と呼ばれ、「記憶を短時間保持しながら課題を処理・遂行するシステム」のことです。例えば読書では、直前の内容を頭に残しながら読み進めていかなければ内容を理解できません。会議や日常会話も同様であり、非常に重要な記憶システムといえます。

（昆　博之）

図 2 記憶の分類（陳述記憶の例）

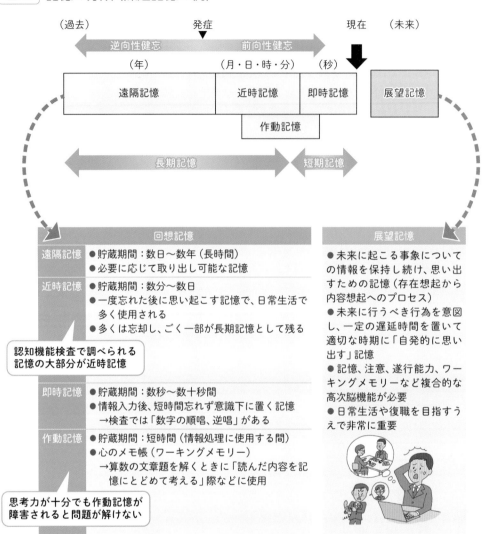

	回想記憶
遠隔記憶	● 貯蔵期間：数日〜数年（長時間） ● 必要に応じて取り出し可能な記憶
近時記憶	● 貯蔵期間：数分〜数日 ● 一度忘れた後に思い起こす記憶で、日常生活で多く使用される ● 多くは忘却し、ごく一部が長期記憶として残る

認知機能検査で調べられる
記憶の大部分が近時記憶

即時記憶	● 貯蔵期間：数秒〜数十秒間 ● 情報入力後、短時間忘れず意識下に置く記憶 →検査では「数字の順唱、逆唱」がある
作動記憶	● 貯蔵期間：短時間（情報処理に使用する間） ● 心のメモ帳（ワーキングメモリー） →算数の文章題を解くときに「読んだ内容を記憶にとどめて考える」際などに使用

思考力が十分でも作動記憶が
障害されると問題が解けない

展望記憶

● 未来に起こる事象についての情報を保持し続け、思い出すための記憶（存在想起から内容想起へのプロセス）
● 未来に行うべき行為を意図し、一定の遅延時間を置いて適切な時期に「自発的に思い出す」記憶
● 記憶、注意、遂行能力、ワーキングメモリーなど複合的な高次脳機能が必要
● 日常生活や復職を目指すうえで非常に重要

■健忘症候群は「受傷時・発症時を起点」として分類されている

　発症（受傷）時点より新しい情報の記憶が障害されるものを**前向性健忘**、発症（受傷）時点より過去のできごとの記憶が障害されたものを**逆向性健忘**といいます。

　前向性健忘は近時記憶障害であり、**即時記憶**は保たれていることが多いといわれます。また、回復に従って前向性健忘部分（受傷後〜現在の記憶）は徐々に戻ってくることが多いのですが、逆向性健忘部分は変わらないことが多いです。

▶交通事故による逆行性健忘であれば「自宅を車で出るところまでは覚えているが、そこから事故までのことは覚えていない。気がついたら病室に寝ていた」などと訴える

❸ **長期記憶は、内容によって「陳述記憶」「非陳述記憶」に分けられる**

　記憶（長期記憶）は、言葉やイメージで説明できる**陳述記憶**（顕在記憶）と、説明不可能な**非陳述記憶**に大きく分けられます。内容によって細かく分類されるため、整理しておきましょう（図3）。

（昆　博之）

図3 記憶の分類（長期記憶の例）

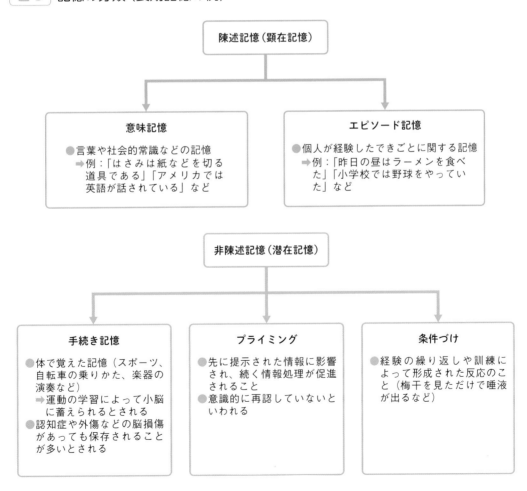

陳述記憶（顕在記憶）

意味記憶
- ●言葉や社会的常識などの記憶
  ➡例：「はさみは紙などを切る道具である」「アメリカでは英語が話されている」など

エピソード記憶
- ●個人が経験したできごとに関する記憶
  ➡例：「昨日の昼はラーメンを食べた」「小学校では野球をやっていた」など

非陳述記憶（潜在記憶）

手続き記憶
- ●体で覚えた記憶（スポーツ、自転車の乗りかた、楽器の演奏など）
  ➡運動の学習によって小脳に蓄えられるとされる
- ●認知症や外傷などの脳損傷があっても保存されることが多いとされる

プライミング
- ●先に提示された情報に影響され、続く情報処理が促進されること
- ●意識的に再認していないといわれる

条件づけ
- ●経験の繰り返しや訓練によって形成された反応のこと（梅干を見ただけで唾液が出るなど）

遂行機能障害
は前頭前野の障害

❶ 遂行機能は「目的を達成するための各要素」を統合する力

　目的の行動を実現するためには、自発的に**目標**を定め、**計画**を立案し、さまざまな方略を用いて**遂行**していく必要があります。問題が生じたら適切に**修正**し、順番どおりに対応しなくてはなりません。

　これは、主に**前頭前野**（前頭葉連合野）が、認知機能の各要素（運動、知覚、記憶、注意、言語など）を統合し、目的を達成するための機能で、**遂行機能**と呼ばれます。

❷ 遂行機能障害は、他の高次脳機能障害を合併する場合も多い

　遂行機能には、**前頭前野**のほぼ**全領域**（前頭葉内側、外側、背側、腹側、眼窩底部）がかかわっています（図1）。

図 1 　遂行機能障害と責任病巣

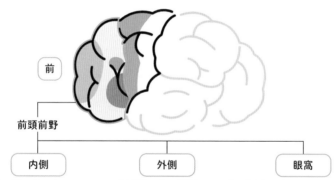

前

前頭前野

内側	外側	眼窩

- ●両眼の間の奥〜上
- ●意図・意欲・情動などに関与

- ●両眼の上の外側
- ●遂行機能などに関与

- ●両眼窩の奥
- ●行動の抑制、倫理観などに関与

例：「母の日に花束を贈る」行為を遂行するためには…
①計画を立てる
　→予算を立て、どんな花を、どこで買うか決める
②計画を実行する
　→予定していた花屋に行き、花束をつくってもらう
③不都合があったらそのつど計画を変更する
　→例えば、予算オーバーなら別の花に変更するなど
④計画を完了する
　→購入した花束を渡す

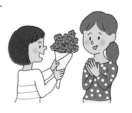

■前頭葉の損傷は内側面・外側面・眼窩面の３面で考える

内側面は、帯状回を中心として脳梁も含み、意図・意欲・情動に関与しています。外側面は、背外側前頭前野と運動前野を含み、運動機能や遂行機能に関与します。眼窩面は、前頭前野の眼窩部で、行動の抑制や倫理観に関与します。

■前頭葉機能低下は遂行機能障害の中心となる

前頭葉機能低下は、遂行機能における高次脳機能障害の中心であり、意欲・発動性の低下、易疲労性、注意障害、脱抑制、思考力の低下、易怒性、情動失禁、コミュニケーション障害、常識の欠如などさまざまな症状を引き起こします。

つまり、遂行機能障害の患者さんは、**注意障害、記憶障害、失語**など、他の高次脳機能障害を伴っている場合があるので、まずはていねいな評価が必要です。

なお、注意・記憶・言語などの機能が低下すると、総合的に遂行機能は低下します。しかし、ここで取り上げる遂行機能障害は、他の高次脳機能が低下していないにもかかわらず、目的の行動を適切に成し遂げることが難しくなる障害と定義されます。前頭葉機能の低下が主な原因です。

入院中は、ほとんど看護師などによって生活活動がサポートされており、患者さんが主体的に複雑な事象を解決する必要がありません。そのため、遂行機能障害が現れるのは、退院してからの自宅生活や就労の場面になります。自分では自覚がなく、周囲から「段取りや要領が悪い」「こだわりが強く、融通が利かない、想定外のことに対応できない」などと指摘されて発見されます。

（昆　博之）

▶意欲・発動性の低下：麻痺などの運動障害はないのに、1日中何もしないでベッドで寝ているなど、自ら何かをしようという自発性が乏しいことをいう。しばしば「やる気がない、怠けている」と見なされたり、うつ状態と診断されることがある

▶情動失禁：少しの刺激で泣いたり、怒ったりする。感情の調節がうまくいかない状態で、脳血管性認知症で多くみられる

社会的行動障害
は前頭葉を中心としたネットワークの障害

❶ 社会的行動障害は、他の高次脳機能障害と密接なかかわりをもつ

社会的行動障害は、他の高次脳機能障害の症状と違って、はっきりとした器質的病変や脳局在との関連が明らかになっていません。

しかし、高次脳機能障害の**行政的な定義**では、記憶障害・注意障害・遂行機能障害と社会的行動障害が、中核をなす症状です。

■社会的行動障害は、社会生活を困難にする

これまで、軽度〜中等度びまん性脳損傷などの患者さんは、身体機能がおおむね正常であるため、医療・福祉の支援が受けにくい状況にありました。しかし、これらの患者さんは、日常生活は自立していても、高次脳機能障害のため社会生活や職業に復帰しづらいことが徐々にわかってきました。

そういった患者さんや家族を救済するために、「行政的」な診断基準が確定され、精神障害の一分野として障害者手帳取得が可能になりました。

診断基準の大前提が「認知障害により日常生活や社会生活に制約があること」となり、社会的行動障害がこの基準に含まれたことには、大きな意義があります。

■社会的行動障害は、周囲のかかわりで改善する可能性がある

社会的行動障害には、**脳の器質的障害**による一次的なものと、記憶障害や遂行機能障害により周囲にうまく適応できないことへの**感情的葛藤**が引き金になっている二次的なもの、または両者が併存しているものがあります（図1 [→ p.65]）。

高次脳機能障害は、症状が確認されてからは基本的に悪化することはありません。しかし、社会的行動障害は、家族や周囲の対応によっては、さらに悪化していくこともありますし、逆に改善する可能性もあります。

（昆　博之）

▶行政的な診断基準：厚生労働省と国立障害者リハビリテーションセンターによる「高次脳機能障害支援モデル事業」によって定められた

▶損傷個所と神経症状が合致する脳卒中や脳挫傷では、運動麻痺や失語などの巣症状がとらえやすいため、身体障害として福祉・医療支援を受けやすい

図1 社会的行動障害の種類

依存性・退行

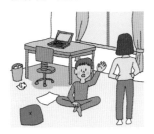

- すぐ他人を頼る
- 子どもっぽくなる

欲求コントロール低下（脱抑制）

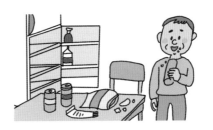

- 我慢できず無制限に欲しがる
- お金を無制限に使う（ギャンブル、買い物など）

感情コントロール低下（易怒性、攻撃性）

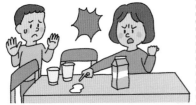

- すぐカッとなり大声を出す
- 納得できないことを納められない

対人技能拙劣

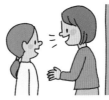

- 相手の気持ちや空気を読めない
- 自分が中心でないと満足しない
- 人間関係をつくれない

意欲・発動性の低下

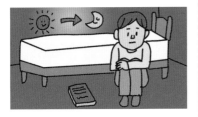

- 自分では何もせず、ボーッとしている

抑うつ

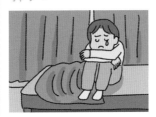

- ゆううつで何もできない
- 引きこもり

固執性

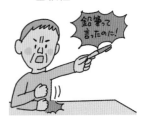

鉛筆って言ったのに！

- こだわりが強くなる
- 新しいことができない

Column：高次脳機能障害の「行政的な定義」に関して

　もともと高次脳機能とは、注意・記憶・言語・知覚・遂行機能・感情・意欲といった「大脳の働きによる知的能力」を指す学術用語でした。これが臨床的に話題となり、一般的に認知されるようになったのは、交通事故などによる頭部外傷や脳卒中の治療が進歩し、救命率が向上する一方で、脳損傷の後遺症に悩む患者さんが増えてきたことによります。

　従来から、運動麻痺や失語などの後遺症に対しては救済するための介護保険や身体障害認定が整備されていましたが、注意や記憶・遂行機能は、脳機能の局在が全般的で明確な診断がつきにくかったこともあり、このような患者さんに対応する法律や制度が整備されていなかったのです。

　2003年に「高次脳機能障害支援モデル事業」のなかで、これらのわかりにくい高次脳機能の障害を公的に支援するしくみとして「高次脳機能障害」がまとめられました。そのなかには、情動や意図などの障害によって社会的適応に困難さを生じる状態が「社会的行動障害」として包含されているのです。　　　　　　　　　　　　　　　　　　　　（昆　博之）

文献

1．鈴木二郎：脳と脳．あゆみ出版，東京，1984．
2．太田富雄，川原信隆，西川亮 他：脳神経外科学 改訂11版．金芳堂，京都，2012．
3．波多野武人 編著：まるごと図解 ケアにつながる脳の見かた．照林社，東京，2016．
4．医療情報科学研究所 編：病気が見えるvol.7 脳・神経 第2版，メディックメディア，東京，2017．
5．児玉南海雄，佐々木富雄 監修：標準脳神経外科学 第13版．医学書院，東京，2014．
6．後藤文男，天野隆弘：臨床のための神経機能解剖学．中外医学社，東京，1992．
7．日本脳卒中学会日本脳卒中治療ガイドライン委員会 編：脳卒中治療ガイドライン2015．協和企画，東京，2015．
8．高橋昭喜 編著：脳MRI 1 正常解剖 第2版．学研メディカル秀潤社，東京，2005．
9．橋本信夫 監修：脳神経外科医のための脳機能と局在診断．文光堂，東京，2014．
10．片山容一，冨永悌二，斉藤延人 編：ビジュアル脳神経外科 前頭葉・頭頂葉．メジカルビュー社，東京，2010．
11．片山容一，冨永悌二，斉藤延人 編：ビジュアル脳神経外科 側頭葉・後頭葉．メジカルビュー社，東京，2010．
12．石合純夫：高次脳機能障害学 第2版．医歯薬出版，東京，2012．
13．厚生労働省，国立障害者リハビリテーションセンター：高次脳機能障害診断基準ガイドライン．http://www.rehab.go.jp/application/files/3115/1669/0095/3_1_04_1.pdf（2021.9.30アクセス）．
14．大沢愛子 監修：高次脳機能障害ビジュアル大事典．メディカ出版，大阪，2020．
15．原寛美 監修：高次脳機能障害ポケットマニュアル 第3版．医歯薬出版，東京，2015．
16．平山惠造，田川皓一 編：脳血管障害と神経心理学 第2版．医学書院，東京，2013．

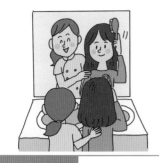

Part 2

入院中に行う ケアとリハビリ

高次脳機能障害には、①入院中では障害が現れにくい、②障害が見落とされることがある、③患者・家族の障害認識が難しい、などの特徴があります。

入院中は、1日のスケジュールが決まっており、管理された環境下で生活します。そのため、高次脳機能障害が顕在化しにくく、周囲に理解されにくい状況にあります。看護師は、障害を見落とさないためにも、神経心理学的検査（以下、検査）だけでなく、行動観察評価（生活場面での観察）から高次脳機能障害の障害像を予測し、正しくかかわれるようにならなければいけません。

また、入院中から患者さんや家族が退院後の生活をイメージできるように、多職種チームでかかわることも大切です。

Part 2 では、高次脳機能障害について、症状や対応方法・検査や評価・リハビリテーションのポイント、入院中のケア・指導を解説します。

（秋山尚也）

※本書では「リハビリテーション」を略して「リハビリ」「リハ」という表記も使用しています。

失語、失読・失書 への対応

失語：程度の差はあるが、①～④全ての症状がある
失読：③を主症状とする
失書：④を主症状とする

①「話すこと」の障害
● 言葉が出てこない、適切な言葉が出ない
● たどたどしい話し方になる
● 多弁だが日本語として聞き取れない

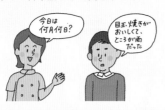

②「聞くこと」の障害
● 話しかけられても、日本語として
　意味が理解できない

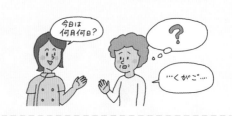

③「読むこと」の障害
● 文字を音読したり意味を
　理解することができない

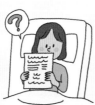

④「書くこと」の障害
● 文字が思い出せない
● 書き誤りがある

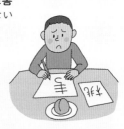

❶ 症状の理解

　失語、失読・失書は、頭のなかで考えをまとめたり、それを言語化して話したり、書いて表出することや、周囲の人の発言や文字を理解することが難しくなる症状です。障害の程度やタイプによって、症状の現れ方が異なります。

　言語には、①**話す**、②**聞く**（聞いて理解する）、③**読む**（文字を読んで理解する）、④**書く**、といった4つの側面があります。

　失語は、これら4側面のすべてが障害された状態です。4側面のうち、「書く」だけが障害された状態が**失書**、「読む」だけが障害された状態が**失読**です。

■「話すこと」の障害（図1）

　喚語困難（言いたい言葉が出てこない）、**錯語**（思ったことと違う言葉を言ってしまう）、**ジャルゴン**（ベラベラ話すが日本語として聞き取れない）、**発語失行**（たどたどしい話し方になる）が代表的です（図2）。

　喚語困難は**語想起の障害**とも呼ばれ、言いたいことが見つからない状態で

▶ジャルゴンはウェルニッケ失語、発語失行はブローカ失語で見られる

▶新造語が連発するとジャルゴンとなる

す。程度の差こそあれ、必ず見られる症状です。

　錯語は、目的の言葉とは別の言葉や音に置き換わることです。**語性錯語**（他の単語への言い間違い）、**音韻性錯語**（音韻単位の間違い）、**新造語**（全く違うことを言う）などに細かく分けられます。

　上記の他、**迂言**（言葉が出てこないため回りくどい言い方になる）、**保続**（前に言った言葉が続いて出てくる）、**再帰性発話**（発話がほとんど出ない状況のなかで、何か言おうとすると同じ言葉や音の繰り返しになる）、失文法、錯文法などが見られることもあります。

▶再帰性発話は、重度の失語症で見られる。「調子はいかがですか?」→「タン　タン」、「痛いところはありますか?」→「タン　タン」のように、いつも同じ音・同じ語のみを繰り返す

図1 「話すことの障害」の種類

喚語困難（語想起の障害） 必発

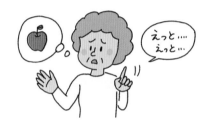

●単なるもの忘れではなく、そのものの「特性や概念」はわかっている

錯語

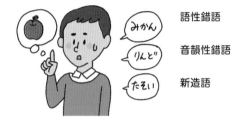

語性錯語
音韻性錯語
新造語

●意味が近い言葉を言ってしまう（親密性）
●具体的にイメージできるものほど言葉になりやすい（心像性）

その他

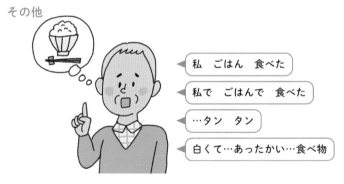

私　ごはん　食べた
私で　ごはんで　食べた
…タン　タン
白くて…あったかい…食べ物

失文法
●助詞の脱落・省略（電文体）
錯文法
●助詞の使用の誤り
再帰性発話（常同言語）
●同じ音・語を繰り返す
迂言
●言いたいことが言えず、遠回しになってしまう

■ 「聞く（聞いて理解する）こと」の障害

　聴力に問題はないのに、相手の話を聞いて理解することが難しくなった状態です。**軽度**であれば、日常会話の理解は可能な場合もあります。しかし、回りくどい言い方や、複雑な内容の理解は難しくなります。

　重度では、身の回りの物品も誤るなど、単語の意味理解も難しくなります。

　なお、復唱はできていても、**意味を理解していない**場合があるため、注意が必要です。

　実物を見せたり、実際に行動を見せたりすると理解できるのが特徴です。

▶保続は「前出の語が繰り返される」が、同じ語や音のみが繰り返されるわけではない

▶複雑な内容、長い文、早口の話し方の場合、特に難しい

■ 「読む（文字を読んで理解する）こと」の障害

文字（漢字・ひらがな・カタカナ）や文章が読めなくなった状態です。「読むのに時間がかかる」「読むことに注力し内容の理解が難しい」「音読できるが意味がわからない」「文字を書けるが読めない」など、程度はさまざまです。

なお、「読むこと」だけが重度に障害された状態を**純粋失読**といいます。ひらがな・カタカナは逐次読み（1文字ずつ区切って読む）となり、意味理解も低下します。ただし、文字をなぞると読める（なぞり読み）ことがあります。

▶ ひらがなより漢字のほうが理解しやすい場合が多い

■ 「書くこと」の障害

書こうとする文字が思い出せない、または誤った文字を書いてしまう状態です。「何も書けない」レベルから、「単語は書けるが文になると難しい」「複雑な文法の文は難しい」など、障害の程度はさまざまです。助詞を誤ったり、濁音などの特殊音節を書き誤ったりすることもあります。

「書くこと」だけが重度に障害された状態が、**純粋失書**です。

▶ 純粋失読の患者さんは、自分でスラスラ書いた文字であっても読むことができない

▶ 漢字よりひらがなが書きづらい

❷ リハビリで行う評価内容

■観察のポイント：会話の観察

普段の会話・やりとりの場面、面接などで、患者さんとの会話について観察・評価を行います（表1）。実際の**生活場面での問題**を把握し、**有効な会話の方法**を探るために行います。

▶「症状の理解（p.68〜）」に示したような症状が呈されることで、言いたいことがうまく伝わらないことがある

表1 会話の観察のポイント

コミュニケーションの姿勢	☐視線が合っているか ☐一方的に話していないか ☐話題が切り替えられるか
話し言葉	☐「おはよう」「ありがとう」などの挨拶はできるか ☐話している言葉は慣用句（はい・いいえ）か単語か文章か ☐どのような間違いかたをするのか
聞く力	☐「はい/いいえ」で答えられる質問に答えられるか ☐「AそれともB？」のような選択式の質問に答えられるか
言葉以外の反応	☐表情の変化はあるか ☐うなずきや首ふりなどの反応はあるか ☐ジェスチャー（身ぶり）で伝えられるか ☐字や絵を書いて伝えられるか ☐指を差したり視線を送ることができるか

▶ 言葉以外の反応に気を配り、まくしたてるように話さないよう、家族にも伝えておくとよい

■失語症鑑別診断検査

失語症が疑われた場合、**標準失語症検査**（SLTA、図2）に代表される失語症鑑別診断検査を行います。

SLTAは、失語症の症状である「聞く」「話す」「読む」「書く」「計算」と

▶ SLTA（standard language test of aphasia）：標準失語症検査

▶ WAB（western aphasia battery）

いった5つの言語様式について、「音節」「単語」「文章」といった言語単位ごとに幅広く評価を行っていき、症状や原因を把握するために行います。

その他、WAB失語症検査、失語症鑑別診断検査、重度失語症検査などがあります。

図2 SLTA（標準失語症検査）の例

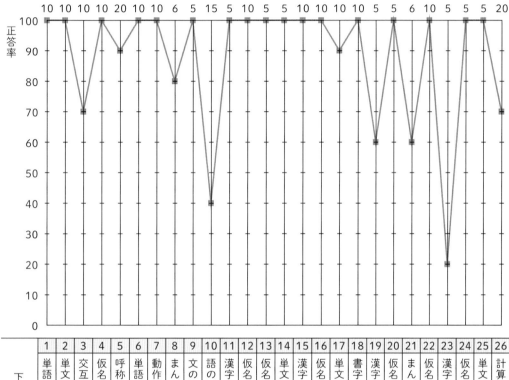

下位検査	1 単語の理解	2 単文の理解	3 交互命令に従う	4 仮名の理解	5 呼称	6 単語の復唱	7 動作説明	8 まんがの説明	9 文の復唱	10 語の列挙	11 漢字・単語の音読	12 仮名1文字の音読	13 仮名・単語の音読	14 単語の音読	15 漢字・単語の理解	16 仮名・単語の理解	17 単文の理解	18 書字命令に従う	19 漢字・単語の書字	20 仮名・単語の書字	21 まんがの説明	22 仮名1文字の書取	23 漢字・単語の書取	24 仮名・単語の書取	25 単文の書取	26 計算

Ⅰ 聞く　Ⅱ 話す　Ⅲ 読む　Ⅳ 書く

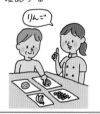

- 聞いた言葉や文（療法士が読む）を答える課題
- 単語・単文の理解を確認する

りんご

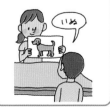

- 絵（療法士が置いたカード）を見て物の名前を答える課題
- 呼称や復唱を確認する

いぬ

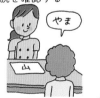

- 文字（療法士が置いたカード）を見て選ぶ・音読する課題
- 漢字、ひらがな・カタカナ、単文の読解・音読を確認する

やま

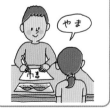

- 聞いた言葉（療法士が読む）や、絵（療法士が置いたカード）を見て文字を書く課題
- 書字を確認する

やま

日本高次脳機能学会：標準失語症検査（SLTA）検査法プロフィール. https://www.higherbrain.or.jp（2021.9.30アクセス）. より一部改変のうえ転載

❹ かかわり方のポイント

　言葉の障害があると、他者とのコミュニケーションがうまくいかず、ストレスや自己喪失感を生じる場合があります。そのため、失語症の患者さんと会話するときは、本人の**意思をくみ取る姿勢**や**配慮**が必要です。

「失語症＝コミュニケーションがまったく取れない」わけではありません。患者さんの**残存能力**（できること）を生かし、**代替手段**を用いればコミュニケーションが可能となります。

　失語の症状は、基本的に原因疾患ではなく、損傷された部位によって変わります。

　重症度にもよりますが、100％の回復は難しいことが多く、コミュニケーションに関する何かしらの工夫が必要になってきます。しかし、訓練を続けることで、年単位ではありますが、緩やかに回復することがわかっています。

■失語症患者さんとのコミュニケーションのポイント

　落ち着いて**会話できる環境**を整え、患者さんの状態に合わせて**理解面・表出面を補う**方法をとります（表2）。

　失語症があっても、性格や趣味・嗜好など、その人らしさ（人格）は保たれます。患者さんを**子ども扱いしないよう**、十分に注意が必要です。

　代替手段を検討する際には「**50音表は無効**」であることも知っておきましょう。失語症の患者さんは、**言語を生成**する能力に問題があります。仮名文字は表音文字（音を表すもので意味をもたない）であるため、漢字（その一文字が意味をもつ）よりも読み取るのが難しくなります。

■純粋失読・純粋失書の患者さんへのかかわり方

　音声言語での対応が基本です。書面による説明が必要な場合には、併せて文章を読み上げるとよいでしょう。

　電子機器を使用する場合は、**音声読み上げ機能**を用いるのも有効です。

▶代替手段の例：
絵を描く、身ぶりや表情で伝える、指を差す、字を書く、コミュニケーションノートを使用するなど

▶子ども扱いの例：
赤ちゃん言葉で話しかけるなど

▶50音表は、構音障害の患者さんには有効

表2 コミュニケーションのポイント

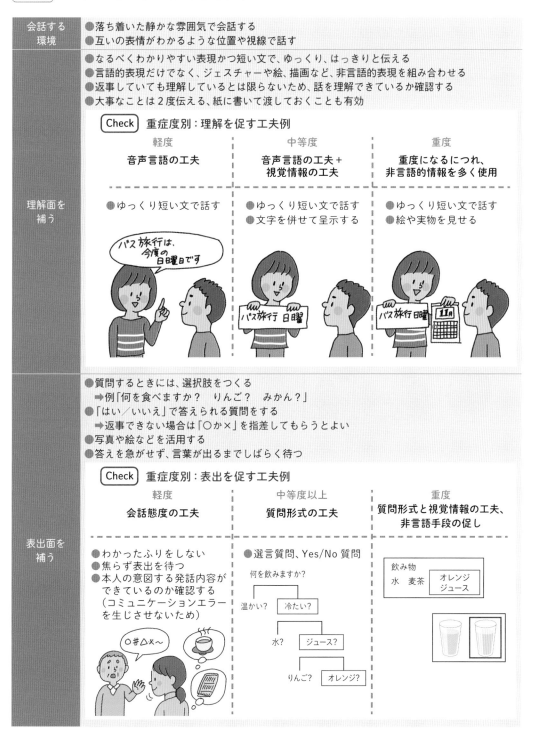

会話する環境	● 落ち着いた静かな雰囲気で会話する ● 互いの表情がわかるような位置や視線で話す

理解面を補う

● なるべくわかりやすい表現かつ短い文で、ゆっくり、はっきりと伝える
● 言語的表現だけでなく、ジェスチャーや絵、描画など、非言語的表現を組み合わせる
● 返事していても理解しているとは限らないため、話を理解できているか確認する
● 大事なことは2度伝える、紙に書いて渡しておくことも有効

Check 重症度別：理解を促す工夫例

軽度	中等度	重度
音声言語の工夫	音声言語の工夫＋ 視覚情報の工夫	重度になるにつれ、 非言語的情報を多く使用
● ゆっくり短い文で話す	● ゆっくり短い文で話す ● 文字を併せて呈示する	● ゆっくり短い文で話す ● 絵や実物を見せる

バス旅行は、今度の日曜日です

バス旅行　日曜

バス旅行　日曜　11月

表出面を補う

● 質問するときには、選択肢をつくる
➡例「何を食べますか？　りんご？　みかん？」
● 「はい／いいえ」で答えられる質問をする
➡返事できない場合は「○か×」を指差してもらうとよい
● 写真や絵などを活用する
● 答えを急がせず、言葉が出るまでしばらく待つ

Check 重症度別：表出を促す工夫例

軽度	中等度以上	重度
会話態度の工夫	質問形式の工夫	質問形式と視覚情報の工夫、 非言語手段の促し
● わかったふりをしない ● 焦らず表出を待つ ● 本人の意図する発話内容ができているのか確認する（コミュニケーションエラーを生じさせないため）	● 選言質問、Yes/No質問 何を飲みますか？ 温かい？　冷たい？ 水？　ジュース？ りんご？　オレンジ？	飲み物 水　麦茶　オレンジジュース

○#△×〜

❺ 入院中のケア

　障害の程度（**重症度や個別性**）に合わせたコミュニケーション方法を選択します。療法士（PT、OT、ST）などと情報共有し、かかわり方を統一することが大切です（図3）。

　絵や写真を使ってコミュニケーションを取れる場合は、病棟生活でよく用いる言葉（トイレ、ナースコールなど）のカードをつくって使用します。それが難しい場合はコミュニケーションを取ることが難しくなりますが、これまでの**生活習慣**や**嗜好**に合わせて、患者さんの言いたいことを理解するようにかかわります。

　できるだけ患者さんに声を出してもらうような声かけも大切です。

　家族には、できるだけ入院中の患者さんと接する機会を増やすように働きかけ、失語症はどのような状態かを知ってもらうことも重要です。

▶ PT（physical therapist）：理学療法士
▶ OT(occupational therapist)：作業療法士
▶ ST（speech therapist）：言語聴覚士

▶家族が「入院中の様子」「患者さんの行動」を理解できるようにする

図3　かかわり方（例）

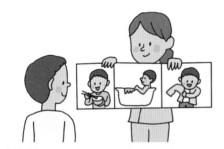

●絵や写真でコミュニケーションをとる

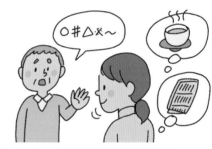

●これまでの生活や嗜好から推測する

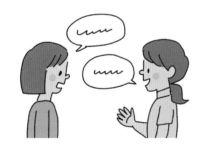

●対面でのコミュニケーションを図る

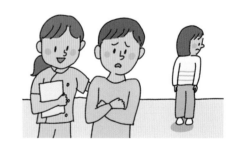

●家族の不安に寄り添う姿勢を忘れない

■療法士が行うリハビリ

　直接的に言語機能に働きかけ、機能の再編成を試みる**機能訓練**を行います。各言語様式（聞く・話す・書く・読む）において、患者さんの症状や残存機能に応じた訓練技法を選択します。

　日常生活における**コミュニケーション力を高めるかかわり**も行います。言語（発話・文字など）だけでなく、非言語（ジェスチャーや描画・表情など）

の複数の手段を自由に用いて、実際の生活に基づく情報交換の練習を行います。STと患者さんが、さまざまな方略（描画・ジェスチャー、文字など）を用いて、対等な立場で情報交換を行う訓練もあります。この場合のSTの役割は「モデル（手本）」であることが大切です。すなわち「こうやれば伝えられるんだ」という患者さん自身の気づきを促し、患者さん自身が自律的に活用できるようにすることも大切な支援です。意思伝達手段として、コミュニケーションノートを作成することもあります。

　有効と考えられるコミュニケーション方法は、病棟看護師や家族と共有し、シミュレーションや実際の活動場面で活用してもらいます。

❻ 退院に向けての指導

　コミュニケーションツールとして**その患者さん特有の合図**を示す絵を準備し、退院後に活用できるようにしておくと役立ちます。

　患者さんや家族が抱く「退院後の心配や不安」の確認を行い、指導やアドバイスをします（表3）。

　　　　　（北條京子、秋山直登、岡本圭史、松島ひとみ、葉山祐子）

▶特有の合図の例
・指を立てている
・肩をたたいている
　など

表3 退院に向けた指導のポイント

●患者さんや家族の気持ちに寄り添う
　➡症状の受け入れには時間がかかる。適切な訓練と同時に、怒りや不安などの気持ちに寄り添い、ともに歩む姿勢で向き合うことが大切
●「クイズ」や「名前当てゲーム」などはしない
　➡ヒントを出して答えさせることも避ける
●50音表の使用には注意が必要
　➡「音をつなぐこと」が難しい失語症患者さんも多いので、使用できないことがある
　➡緊急連絡先を明記した「SOSカード」を作っておくことも大切
●実用的なコミュニケーション方法を探り、家族や患者さん自身が使用できるよう、繰り返し実践の場を設ける
　➡例：コミュニケーションノート、ジェスチャー、文字の使用など
●周囲の人や家族、会社の人へ、正しい知識と対応方法を伝え、支援を依頼する
●家族や患者さんの不安に対し、情報提供を行う
　➡例：社会資源、ピアサポートの場（失語症友の会など）

文献
1．藤田郁代, 立石雅子 編：標準言語聴覚障害学, 失語症学. 医学書院, 東京, 2009.
2．加藤正弘, 小島知幸：失語症のすべてがわかる本. 講談社, 東京, 2006.
3．静岡県言語聴覚士会 編：失語症会話パートナー養成講座テキスト. 非売品, 2008.
4．日本言語聴覚士会 編：失語症者向け意思疎通支援者指導者養成研修テキスト. 非売品, 2020.
5．毛束真知子：絵でわかる言語障害 第2版. 学研メディカル秀潤社, 東京, 2015：87-99.
6．椿原彰男, 石井雅之 監修, 種村純, 種村留美 編：患者さんの行動から理解する高次脳機能障害. メディカ出版, 大阪, 2010.
7．大沢愛子 監修：高次脳機能障害ビジュアル大事典. メディカ出版, 大阪, 2020.

失行 への対応

失行：使い慣れた道具をうまく使えない

　＜例＞ ●歯磨き粉の出し方がわからない
　　　　●スプーンをヘアブラシのように使ってしまう
　　　　●食事の際、うまく食材にスプーンを当てられない
　　　　●スプーンや箸など、食具の持ち方に違和感がある
　　　　●入浴の際、手が止まってしまい、次の動作を起こせない

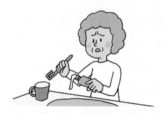 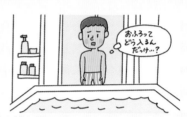

❶ 症状の理解

　失行は、運動麻痺はないのに「以前はできた動作を実行しようとしても、正しい動作が行えない」障害です。日常生活動作がスムーズにできなくなってしまいます。

　左大脳半球損傷後の**右片麻痺、失語症**と合併することが多い症状です。

❷ リハビリで行う評価内容

■観察のポイント：日常生活での観察・評価（表1）

　「1つの道具を、どの程度使えるか」に注目して観察します。食事や入浴をはじめ、**日常生活の様子**からわかることも多々あります。

　なお、失行の観察の場合、手順の多い行動（入浴など）を観察すると、効率よくたくさんの情報を得ることができます。

■標準高次動作性検査（SPTA）

　SPTA は、高次動作性障害（失行を含む行為の障害）の臨床像を客観的に把握できる検査です（図1）。麻痺・失調・異常運動などの**運動障害**、老化に伴う運動障害や**知能障害、全般的精神障害**などといった境界症状を把握することができます。

　行為を完了するまでの動作過程を詳細に評価できるのも特徴です。ただし、検査には 90 分程度の時間がかかります。

▶ SPTA
（standard
performance
test for
apraxia）：標準
高次動作性検査

表1 観察のポイント

1つの道具を、どの程度使えるか	食事・整容場面などで… □道具の使い方が違わないか？ ●例：歯ブラシで髪をとかしてしまう □道具を使うとき、ぎこちなさがないか？ ●例：スプーンでご飯をすくう際、上手くスプーンをご飯に位置づけられない	これらはどちらも観念失行と考えられる
手順の多いADLを観察する	入浴・家事などで… □次の動作をはじめるときに、迷いがないか ●例：シャワーで体を流し、洗体に移る際にどうしていいかわからなくなり、止まってしまう □選択する道具は適切か ●例：洗体をした後、シャワーで流したいが、再び洗体を行ってしまう	これらはいずれも「直前まで行っていたことを頭にとどめておけない」など、ながら作業（ワーキングメモリ）の問題によって生じることが多い

図1 SPTAの構成（大項目）

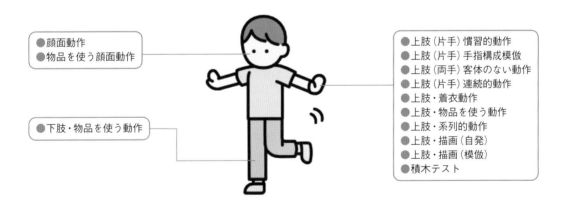

●顔面動作
●物品を使う顔面動作

●下肢・物品を使う動作

●上肢（片手）慣習的動作
●上肢（片手）手指構成模倣
●上肢（両手）客体のない動作
●上肢（片手）連続的動作
●上肢・着衣動作
●上肢・物品を使う動作
●上肢・系列的動作
●上肢・描画（自発）
●上肢・描画（模倣）
●積木テスト

❸ かかわり方のポイント（表2 [→p.78]）

　麻痺や半側空間無視の影響によって失行のような症状が生じている場合もあるため、鑑別が重要です。手順書の作成、少しでも手順を減らせる物品を選ぶなどの工夫も必要です。

表2	かかわり方のポイント

他の原因を除外する	●検査や他のADL場面を観察しながら、原因を予測する →麻痺の場合：道具を使わない時ときも、手のぎこちなさがある →半側空間無視の場合：道具を使わないときも、片側を見落としやすい
手順書	●手順の多いADL（日常生活動作）は、手順書を作成し、見ながら行う →例：入浴（シャワーを浴びる→石鹸をつける→体を洗うなど） ●特にIADL（手段的日常生活動作）では有効となる場合が多い
構造をシンプルに	●歯磨き粉は「キャップがはずれないタイプ」のものを選ぶ ●スプーンや鉛筆にクリップなどをつけておき、つまみやすくする ●食事の際、お皿は少なく、お皿を手でもって食べるようにする

❹ 入院中のケア（図2）

■観念失行・観念運動失行の場合

訓練を開始する前に、患者さんが「これからの**生活で必要なことは何か**」を見きわめることが大切です。例えば「屋内では伝い歩き、外出時には車椅子や杖を使用し、常に付添いがいる生活」をする場合は、車椅子や杖を完全に使いこなす必要はありません。

病棟では**エラーレス学習**を進めます。自宅から使い慣れた物を持参し、物を置く場所を決め、毎回その場所に置きます。患者さんが視覚的に「何を行うか」を確認できるように、ベッド周囲にイラストや写真を貼っておきます。

▶エラーレス学習：はじめは声をかけたり、手本を示したりして、徐々に援助する内容を減らしていく

■口腔顔面失行の場合

口腔顔面失行は左大脳半球の障害ですが、口腔顔面筋全体に症状が見られます。患者さんの**表情**や**言語的コミュニケーション**が障害されていると推測される場合は、コミュニケーション手段を検討します。

▶コミュニケーション手段の検討は、p.72を参照

■着衣失行の場合

着衣失行は、高次脳機能障害のなかの**半側空間無視、構成障害、保続・観念失行**といった複数の要因から発生する可能性があります。

病棟で「衣類を着るとき間違えないような訓練」をする場合は、前後左右を確認できる衣服を準備します。

■療法士が行うリハビリ

失行を含めた動作の障害は、訓練室での訓練では改善が見込めないと考え

図2 入院中のケアのポイント

観念失行・観念運動失行

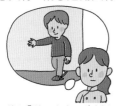

● ふだん「どのように生活しているか」に基づいた訓練を行う

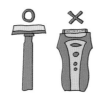

● 使い慣れた物を、いつも同じ場所に置いて混乱を防ぐ

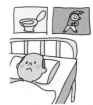

● 「やること」がパッと見てわかるようにし、確認しやすい環境をつくる

口腔顔面失行

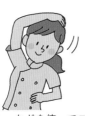

● わかりやすいジェスチャーなどを使ってコミュニケーションをとれるようにする

着衣失行

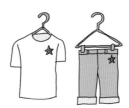

● 前後・表裏が「見ればわかる」服を選ぶ（フードつきの服や、Ｖネックなどえりぐりに差があるもの）

られており、**実生活場面で介入**することが重要です。表2で示したように、手順の多い入浴などでは、手順書を作成し、それを確認しながら動作を行ってもらいます。食事動作などでも、道具を加工し、使いやすくします。

　徐々に ADL でのエラーを減らし、エラーレス学習を促しながら、症状の軽快を図ります。

❺ 退院に向けての指導

■外泊時の調整が重要

　退院後の生活に向けて、**環境整備**を行います。病院で訓練に使用した物品を、外泊訓練時にも持参してもらうようにします。

　また、**外泊**に行く前に、自宅で該当する物品を使う場所を確認し、自宅に到着したらすぐに配置して、実際に使用できるかを確認します。

▶特に注意すべき物品配置の場所：ダイニングテーブル、洗面をする場所など

■患者さんの趣味・嗜好を尊重することも大切

　着衣失行では、ボタンのない服を着る・複雑な構造の服を選ばないという対応方法もあります。しかし、それまで本人が気に入っていた服装や洋服を引き続き使用できることは、社会参加につながります。

（上杉　治、松島ひとみ、葉山祐子）

文献

1. 種村留美：作業療法士の立場から見た高次脳機能障害へのアプローチ. 高次脳機能研究 2008；28(3)：284-290.
2. 爲季周平, 阿部泰昌, 山田裕子 他：Action disorganization syndrome(ADS)を呈した脳梁離断症候群の一例. 高次脳機能研究 2009；29(3)：348-355.
3. 上杉治, 山根伸吾：多彩な高次脳機能障害を呈した事例に対する介入. 作業療法 2019；38(3)：335-343.

失認 への対応

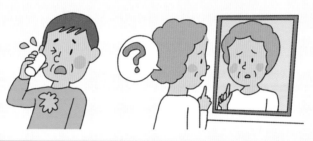

失認：**五感で感知したものが何なのか、わからない**

＜例＞
- ●「取って」と依頼された目の前にある物を見つけることができない
- ●距離感がうまくつかめず、飲み物をこぼしてしまう
- ●鏡に映った像と自分自身が判別できない ⎫
- ●「よく知っている人」なのに、顔を見ても誰かわからない ⎭ 相貌失認
- ●知っているはずの建物がわからない⇒街並失認 ⎫
- ●家に帰るまでの道順がわからない⇒道順障害 ⎭ 地誌的失認
- ●自分が片麻痺であることを否定する⇒病態失認

❶ 症状の理解

　失認は「見えている、触れている、聞こえている」のに、脳の中に感覚が
うまく入力されない障害です。動作を行うためには、「①五感を使って道具
を認識する→②動作の手順や使う道具を考える→③道具に手を伸ばす」と
いった一連の流れが必要ですが、このうちの①が障害された状態と考えると
わかりやすいと思います。

　なお、失行では②③が障害されていると考えられます。

▶感覚機能は正常
なのに、その情報
を脳内で処理し
て意味づけを行
えなくなるのが失
認

❷ リハビリで行う評価内容

■観察のポイント

　失認と判断する前に、聴覚・視覚の異常や失語がないことを確認します。
療法士が行う検査の結果を把握することが大切です。

　失認があると、**転倒・転落**などが起こるリスクがあることを知ったうえで、
患者さんにかかわる必要があります。

■標準高次視知覚検査（VPTA）

　視覚失認の状況を包括的に把握するために行う検査です。

　失認に似た症状は多く、半側空間無視や認知症と間違えられることも少な

▶ VPTA（visual
perception test
for agnosia）：
標準高次視知覚
検査

くありません。そのため、症状を明確に判別する目的でVPTAを実施することが多いです（図1）。

図1 VPTAの内容（例）

写真による有名人の判別

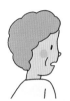

● 当院で用いている検査では、長嶋茂雄（読売ジャイアンツ終身名誉監督）の写真が用いられている

「人の表情」の判別

● 「怒っている顔」「泣いている顔」の描かれた2枚の絵を用いて行う

重なった図形の判別

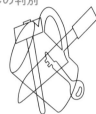

● 何が描かれているか答えてもらう
（例：トンカチ、コップ、鍵、包丁）

線の長さの判別

━━━━━

━━━━━

● どちらが長いか答えてもらう

❸ かかわり方のポイント

　リハビリは「失認の症状が見られにくく、**生活しやすい環境**をつくる」こと、患者さん自身が「自ら**症状へ対応できる**ようになること」をポイントとして行います。

　そのために、「できること・できないこと」をリストアップすること、代償手段を検討することが必要となります。

　失認の患者さんは「障害されていない感覚を使用すると行動がうまくいくことがある」のが特徴です。その特徴をふまえて対応してみるとよいでしょう（図2 ［→ p.82］）。

▶半側空間無視の患者さんは、左側（障害がある側）を探しにくい

▶失語症のある患者さんは、文字盤を理解しにくい

❹ 入院中のケア

　失認の症状は、根本的な回復が難しく、退院後も症状を抱えながら生活している患者さんも多いです。患者さん自身が対応方法を理解することも重要ですが、患者さんをとりまく環境（家族や同僚）の理解が重要です。

　どんな環境下で症状が出やすい／出にくいかを把握し、できないことより**できることに着目**することで、患者さんの生活を広げることができます。

▶当院では、患者さん自身の理解を促すため、動作を動画で撮影し、医療者とともに振り返るなどの工夫をしている

図2 対応の例

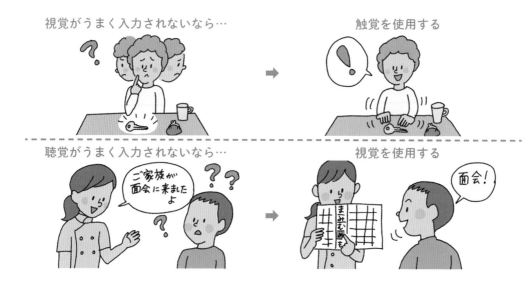

視覚がうまく入力されないなら… → 触覚を使用する

聴覚がうまく入力されないなら… → 視覚を使用する

■視覚失認の場合

　視覚失認に対する**代償的アプローチ**として、これまで「記憶のある体験」に基づいた触覚や聴覚の記憶を利用するアプローチがあります。

　相貌失認に対しては、家族や親しい知人は「声や特徴を本人に伝える」ことで思い出すよう促すことなどが有効です。

　生活で使用する物品は、置き場所を決め、必要な用品を使用しやすくする工夫をすることも大切です。

■療法士が行うリハビリ

　物を見分けづらくなる患者さんが多いので、訓練場面では、**実物と写真の識別訓練**などを行うことが多いです。最初は簡単な図形などから行い、徐々に実際の対象物を写真と照らし合わせながら物を見分けていくようにします。

　なお、失認は、**急性期で改善**することが多いといわれています。回復期でも失認が残存している場合は、できるだけ患者さん自身のなじみのある物品や退院後もよく使用する物品を訓練に使用するのが望ましいでしょう。これらを用いて繰り返し訓練すると、退院後の生活がしやすくなるといわれています。

　生活の場面では、使用する物品の数を減らしたり、類似品を減らしたり、判別しやすくする工夫が必要であることを患者さんや家族に伝え、準備を進めていくことも重要です。

▶相貌失認の患者さんは「家族や知人の特徴」を覚えていることが多い。看護師は、入院後にはじめて接する人物なので「看護師の○○です」と毎回あいさつすることが大切

▶特にシャンプーとリンスを間違えやすいので配慮が必要

❺ 退院に向けての指導

　失認は、環境調整が難しい障害ですが、退院前に準備できる生活環境については、療法士とともに準備し、家族へ提案します（表1）。

　また、入院期間中に症状が発生していない場合でも、外泊訓練や退院後の生活を送るなかで、**街並失認・道順障害**といった症状が出ることもあります。そのことを予測して家族にあらかじめ伝えておくことも大切です。

■街並失認・道順障害に関する指導・ケア

　街並失認は、自宅や通院中の病院などの周辺の建物（写真なども含む）を見ても、それが何かわからない障害です。一方、道順障害は、自宅周辺に何があったのかは思い出せるのに、配置や行き方がわからない状態です。

　これらの症状は、**日常生活動作上の間違い**から発見されることも多いです。そのため、家族が障害について理解できるよう、入院中の患者さんの様子を看護師が説明することが重要です。

　自宅に帰ってからこの障害に気づき、失敗を繰り返すことになると、患者さんは**自信を喪失**してしまいます。それだけでなく、**家族がイライラ**して患者さんとケンカしてしまうようなことも起こり得ます。

　具体的には、退院の準備が進み、**外泊の時期**が近づいたら、「患者さん本人が、わかりやすい環境を整える」準備を家族とともに始めます。生活に必要な道順を一緒に確認する課題を設定したり、手続き記憶を利用して動作から連想できるようにしたり（入院前の習慣を再現し、その流れで行動できるようにするなど）、準備を整えてから、外泊訓練や退院準備を行います。

（甲斐淳平、葉山祐子、松島ひとみ）

表1 ｜ 工夫の例

物品について	□洗面台に置く物を最小限にし、探しやすくする □患者さん自身が整理整頓し、どこに何があるか把握できるようにする □飲み物を飲むときは、こぼれにくい蓋つきのコップを使用する □色の付いた見やすい飲物を使用して距離感や量を合わせる 　➡計量カップなどを活用するのもよい
人の判別について	□会話する際は、まず「名前と関係性」を伝える □判別しやすいようにヒント（背丈・体型・ひげなど容貌の特徴や歩き方）を呈示する

文献

1．武田克彦, 長岡正範：高次脳機能障害 その評価とリハビリテーション. 中外医学社, 東京, 2016.
2．石合純夫：高次脳機能障害学 第2版. 医歯薬出版, 東京, 2012.
3．Gillen G 編著, 清水一, 宮口英樹, 松原麻子 監訳：脳卒中のリハビリテーション 生活機能に基づくアプローチ 原著第3版. 三輪書店, 東京, 2015.

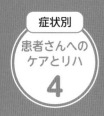

半側空間無視 への対応

半側空間無視：多くの場合「自分の左側」が認識できなくなる

＜例＞●歩いている際に左側の壁にぶつかる
- ●食事の際、左側の食物を気づかずに残してしまう
- ●着替えの際、左側の袖を通すのを忘れてしまう
- ●左側から声をかけられても気づかない
- ●いつも右を向いている

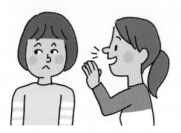
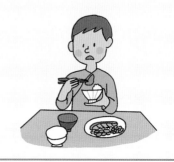

❶ 症状の理解

　半側空間無視は、体の半分（主に**左側**）の存在を無視してしまう症状です。どの程度左側を見落とすのか、その見落としがどの程度生活に影響するかを確認することが重要です。

❷ リハビリで行う評価内容

■観察のポイント

　右大脳半球が障害された患者さんの約4割に出現するともいわれる症状です。左側の同名半盲（見えているが認識できない）を伴うことも多いとされています。

　食事や歩行など、日常生活のなかで気づかれることが多い症状です。なかでも「食事を左半分だけ残しているのに、全部食べたと言う」「左半身ばかりあちこちにぶつけている」などといった症状が多く見られるため、注意が必要です。

■ BIT（行動性無視検査）

　BIT は「左側をどの程度見落とすか」を数値化して確認するために実施します。

　指定された記号や線の真ん中に印をつけること、図形や文章を模写すること、イラスト（時計・花・人・蝶）などを描いてもらうこと、などの要素から構成される検査です。

▶ BIT（behavioral inattention test）：行動性無視検査 日本版 詳細は Part 1（→ p.50）を参照

❸ かかわり方のポイント

どのように「左側に意識を向けてもらうか」が重要です。

リハビリは、半側空間無視の症状が見られにくく、**生活しやすい環境**をつくること、患者さん自身が**自ら症状に対応できる**ようになることをポイントとして行います（図1）。

行った対応により、患者さんの生活上で変化はあるか（例：ご飯はどれくらい食べられているか）などを看護師と療法士がともに確認し、難易度を調整していきます。

図1 かかわり方（例）

歩行に関しては…

床にマーキングをする

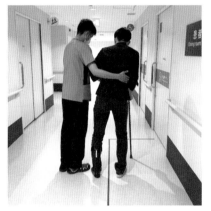

- 使用頻度が高いところ（病室－トイレ、病室－食堂など）にはマーキングし、線の上を歩くようにしてもらう
- 首を回して周囲を見回す習慣をつけるようはたらきかける（左側の見落としを防ぐ）

食事に関しては…

主食はあえて左側に配置する

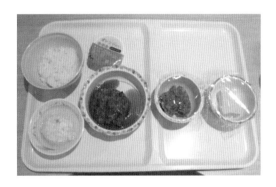

- 食べていないことに、自ら気づきやすい環境をつくる
- 右側に刺激の強いものを置かないことも大切

❹ 入院中のケア

半側空間無視の症状は、多くの場合、**急性期**や**回復期**で見られます。時間経過とともに落ち着いてくる場合もあるので、できる行為を広げていき、自己肯定感を育むことが重要です。

■ 「空間無視」を認識できるようにかかわる

発症当初や生活環境が変化するときには、**安全な生活環境**に配慮します。必ず「患者さんが認識できる側」から話しかけ、危険な場所では**注意を促す声かけ**が必要です。

入院での生活環境に慣れてきたら、**確認行動**を習慣づけられるよう、意識

▶日常的に確認行動ができるようにしておくことが大切

してかかわります。あえて「無視している側」から声をかけたり、鏡を使って確認することで注意を向けたりできるようにします。

■対処方法は１つではない

　１つの方法を「試したけれど定着できない」からといって、あきらめてはいけません。障害が現れている部分が１つとは限らないため、その**患者さんに合う方法を多職種で探しながらケアを行いましょう**（図２）。

　ただし、**失敗を繰り返す**ことは、患者さんの自立への**自信喪失**や**不安の増悪**につながります。訓練開始時には患者さん・多職種で話し合い、目的達成のために「方法を変えていくこともあること」を伝えます。できることが増えると、患者さんの自信につながります。

▶動作の基本となる3段階「①安心してもらう、②注意を向ける、③確認ができる」を意識してかかわることが重要

■療法士の行うリハビリのポイント

　半側空間無視のリハビリには、以下の２つの方法があります。

①無視側への注意を促して行動を変える方法

　視覚的・聴覚的なヒントを与えながら、患者さんが**自発的に無視側を探索できる**ようにする訓練です。この方法は、入院生活上でも応用が利きます。廊下へのマーキングや食器配置の検討など、**生活にそった内容に落とし込む**ことがポイントとなります。療法士は、どの程度のヒントで患者さんが自発的に無視側を探索できるのか、リハビリのなかで評価し、看護師と共有します。そうすることで、実際の生活場面で応用でき、生活そのものを訓練とすることが可能になります。

②無視側に対して電気や振動刺激を加えることで無視側を刺激する方法

　一定の効果は認めますが、大切なのは「患者さんが自発的に無視側を探索できるようになること」です。そのため、この方法のみでは得られる効果が少ないとされています。

❺ 退院に向けての指導

　半側空間無視がある患者さんの場合、以下の４点に注意が必要です。
　①病前に比べると半側への**注意が低下**していること
　②外出時には「無視のある側に**危険がある場合**」は注意すること
　③**文章**で注意を促すときには**縦書き**で書くこと
　④車の運転は非常に危険を伴うこと
　これらをふまえ、家の中での「物の位置」を決め、注意が必要な個所を確認したうえで介助方法を確認します。

（甲斐淳平、松島ひとみ、葉山祐子）

▶運転を希望する患者さんの場合は、必ず「車の運転が可能か」運転評価を行い、条件がある場合は条件を守ることを説明する（→ p.118）

図2 対処方法（例）

食事の場面では…
- 症状に合わせた環境をつくる
  - ➡例：左側に置かれた食べ物を「認識できない」ため、食前にトレーの大きさや食事の内容を確認し、設定する

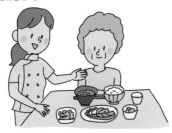

整容の場面では…
- 「できること／できないこと」を理解し、できないことを部分的に介助する
- 障害がある側から動作を始め、注意を向けられるようにする

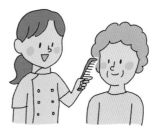

更衣の場面では…
- できる範囲は患者さん自身が行い、最小限の介助をする
  - ➡例：袖や裾がわからない場合は、わかりやすい目印をつけ、声かけして失敗しないようにする
- 着替えをした後、鏡を見て、自分自身でチェックする癖をつける

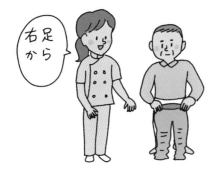

右足から

移乗の場面では…
- 事前の声かけでミスを防ぎ安全を確保する
  - ➡例：車椅子の「無視側」はブレーキを目立つように長くしたり、フットレストや停車位置に目印をつける

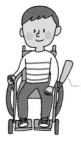

無視側を目立つようにする

排泄の場面では…
- 動作を丁寧に伝える
  - ➡例：下衣の上げ忘れがある場合は、「右側→左側を上げる」など動作の訓練を行い学習する

服薬の場面では…
- 退院までに服薬管理方法を「どれくらいまで習得できるか」によって決める
  - ➡例：看護師管理から、状態に応じ、半自己管理や自己管理にする
  - ➡「内服薬があること」を認識できるように声かけし、1包化・1日分渡しなどの方法を考える

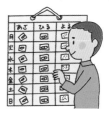

注意障害 への対応

注意障害：注意を継続・分配できない

<例> ●周囲に気がそれる（選択性注意障害）
　　　●疲れやすい、集中できない（持続性注意障害）
　　　●ながら作業ができない（配分性注意障害）
　　　●切り替えができない（転換性注意障害）

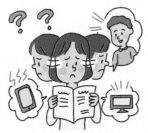

● いま注目すべき情報に目を向ける
　能力の障害

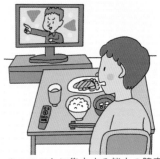

● 1つのことに集中する能力の障害

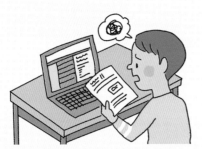

● 2つ以上のことを同時に行う（ながら作業）
　能力の障害

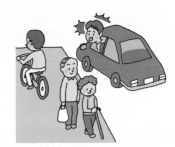

● 今行っていることから頭を切り換える能力

❶ 症状の理解

　注意障害は、**全般性注意障害**と、**空間性注意障害**に分けられます。

　全般性障害は「**持続性の障害**」「**選択性の障害**」「**分配性の障害**」「**転導性の障害**」の大きく4つに分けられます。

　空間性注意障害は、半側空間無視と同義です。

▶注意の4種類の
　詳細については、
　Part1（→ p.56）
　を参照

❷ リハビリで行う評価内容

■観察のポイント：行動観察評価

　ここでいう**注意**とは「そのとき・その場に応じた**大切かつ必要な情報**に意識を向けられる力」のことです。ヒトは、多くの感覚情報のなかで生活しており、状況に応じて必要な情報を取捨選択しています。注意障害は「情報の取捨選択ができなくなる障害」ともいえます。

　情報に**意識を向ける**ためには、私たちが常に「情報に**反応できる状態**」である必要があります。そのため、まずは「反応できる状態」にあるかを観察することが大切です。反応できる状態になければ、まずは**覚醒をよくする**ためのかかわりが必要になります（図1）。

　覚醒をよくするかかわりとして、リハビリテーションでは、早期から積極的に**離床**を行います。車椅子に座るだけにとどまらず、可能な範囲で立位訓練や歩行訓練も行います。日中の生活リズムを再構築するためにも、太陽の光を浴びること（**外気浴**）も大切です。

　また、聴覚・触覚・視覚など**感覚器官への刺激**を積極的に入力するなどのかかわりも行います。

▶ヒトが「一度に処理できる情報の数は3〜5」といわれる

図1 意識の成り立ち

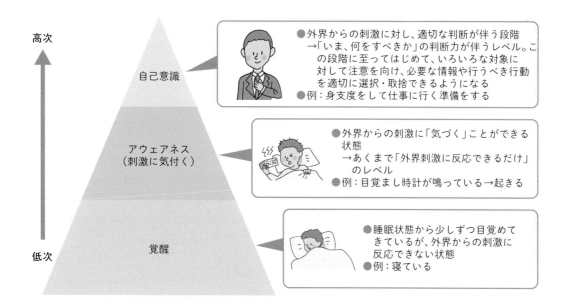

高次

自己意識
- 外界からの刺激に対し、適切な判断が伴う段階
  →「いま、何をすべきか」の判断力が伴うレベル。この段階に至ってはじめて、いろいろな対象に対して注意を向け、必要な情報や行うべき行動を適切に選択・取捨できるようになる
- 例：身支度をして仕事に行く準備をする

アウェアネス（刺激に気付く）
- 外界からの刺激に「気づく」ことができる状態
  →あくまで「外界刺激に反応できるだけ」のレベル
- 例：目覚まし時計が鳴っている→起きる

覚醒
- 睡眠状態から少しずつ目覚めてきているが、外界からの刺激に反応できない状態
- 例：寝ている

低次

■標準注意検査法（CAT）

　CATは、リハビリで行われる代表的な検査方法です（図2）。

　CATは、わが国で標準化された評価バッテリーです。上中下検査、PASAT、記憶更新検査、CPTの4つから構成されており、20～70歳代まで年齢別のカットオフ得点が決められています。

　CATの他、TMTやストループテストなども注意機能の検査として用いられています。行動観察評価と、検査で見ている側面を照らし合わせて原因を判断していきます。

▶ CAT（clinical assessment for attention）：標準注意検査法
▶ TMT（trail making test）：トレイルメイキングテスト

図2　CATを構成する要素

上中下検査

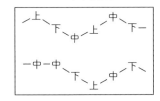

- 文字の位置（高さ）を「うえ、なか、した」で回答
- 「上」「中」「下」をそのまま音読しないように
- なるべく早く、被験者のペースで全114問実施
- 所要時間と正答率（正答数/114%）で評価

PASAT

音声で呈示⇒　7　2　3　4．．．．．．．．
　　　　　　　　＋　＋　＋
前後の数を加算（答）　9　5　7．．．．．．．．

- 音声呈示される1桁の数字を前後で加算
- 提示数は61で回答数は60（60点満点）
- 数字の呈示間隔は1秒と2秒の2種類
- CDで実践し、正答率で評価
- 健常人でも難しく、十分な練習が必要

記憶更新検査

呈示される数字（4桁数字の例、下線部の数字を答える）
316829
⇒<u>4160</u>
⇒9034681<u>527</u>
⇒<u>6495</u>
⇒453<u>710</u>
⇒16258<u>379</u>
⇒1589762<u>403</u>
⇒50871<u>942</u>

- 呈示される数字列の最後の3または4数字のみを復唱
- 被験者には呈示する数字の桁数（4～10桁）は知らされない
- 1クールで8つの数字列が呈示される。各桁2クール施行
- 各々正答率を算出する

CPT

パソコン画面

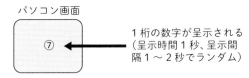

1桁の数字が呈示される（呈示時間1秒、呈示間隔1～2秒でランダム）

- 3種類の課題
  - a　反応時間課題：⑦のみ呈示（80回）され、すぐキー押し
  - b　X課題：①～⑨の数字が400回呈示され、⑦でキー押し（80回）
  - c　AX課題：X課題と同じ呈示で、③⑦の場合②キー押し（40回）
- 平均反応時間（a～c）、正答率（b、c）、的中率（b、c）で判定
- ＊正答率は「反応すべき対象に対する実際に反応した数の割合」、的中率は「実際に反応した数のうち反応すべきだった対象の割合」

豊倉穣：注意障害の臨床. 高次脳機能障害研究 2008；28（3）：322. より引用

❸ かかわり方のポイント（図3）

　急性期には、全身状態に合わせて**離床を進める**こと、可能な範囲で**生活リズムを再構築**することが大切です。

　回復期～維持期には、注意が分散しないよう、聴覚情報・視覚情報をなるべくシンプルにするとともに、環境整備を行うことが重要です。社会復帰に

▶回復期・維持期には、社会復帰に向けた訓練も行う

図3 経過別のかかわり方

急性期

全身状態に合わせて離床を進める
- 覚醒状態（意識障害）を改善し、アウェアネス、自己認識が伴うように導く
- 二次的な合併症の予防や基礎体力の向上を図る

可能な範囲で生活リズムを再構築
- 夜間のせん妄などにより昼夜逆転となりがち
- 昼間の離床を促しながら少しずつ夜間の睡眠を得られるように支援する

- -

回復期～維持期

聴覚情報：声のかけ方と情報の伝え方
- 注意を引きつけてから話す
- している動作を止めてから話しかける
- 要点を簡潔に伝えるようにする

視覚情報：注意を引きやすい工夫
- 眼に入る情報量を少なくする
- 色やコントラストを活用する
- 目線の高さや視界に配慮する

環境整備：切り替えられる工夫
- スケジュール表やアラームを活用する

環境整備：静かな環境と適度な休息
- 静かな環境で落ち着ける空間をつくる
  適度に休める時間をつくる

- -

社会復帰に向けて

- 集中力をつける
- 集中できる環境を見つける
- 安全確認を繰り返す
- やるべきことを再確認する

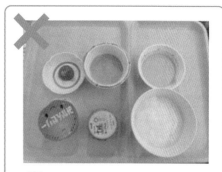

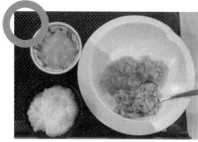

- 2つより1つ、3つより2つ（注意を向けるべき対象の数を減らす）
- 色のコントラストを考える（注意を向けるべき対象が引き立つようにする）
- 注意を引きやすい（誘目性）暖色系・彩度の高い色でも、背景色によってはぼやけてしまうため、周辺環境をふまえて色彩を選択する必要がある

向けた訓練も行います。

❹ 入院中のケア

　注意の4つの種類を意識して「入院期間中にできる訓練やケア」を行います。
　持続性の支援は「まわりからの**刺激を減らすこと**」がポイントとなります。訓練や作業を行うときは、可能な限り静かで1人になれる生活環境をつくるようにします。
　選択性の支援は「これから行う作業において、同時に何かを行う必要性があるか」を確認します。もし、複数の作業が必要になるならば、**代替手段**を

とることで注意の方向を1つに絞れるように工夫します。

分配性を維持するためには、はじめは「短時間で行える作業」を訓練し、徐々に「時間を延ばしていく」ように工夫します。時間に余裕がもてるよう、計画を立てると、気持ちにも余裕ができるため、ミスを減らすことができます。

転導性に関する障害は「必要なときに注意する対象を切り替えるのが難しい」状態です。時間がかかっても「必要なことを精密に完了できることを優先する」支援が求められます。

■療法士が行うリハビリ

机上の訓練としては、**APT**があります。APTは、注意の4側面（持続性、選択性、分配性、転導性）に対し、難易度の異なる複数の課題に取り組んでもらう方法です。目的のターゲットを抹消する課題や計算、患者さん本人が集中して取り組める作業などを行うことも有用です。

日常（病棟）生活における指導としては、まず、注意の4側面に配慮した環境調整を行います。また、患者さん本人が自分の**苦手なことを理解**し、実施すべき事柄に対して**チェックリスト**を用いて**再確認を行う**ことを繰り返します。自らが正しく遂行できる方略を見つけ出すことも大切です。

⑤ 退院に向けての指導

注意障害は、**患者さん自身**だけでなく、**生活をともにする人**にも障害を理解してもらうことが必要となります。患者さんの生活のなかで「注意障害が起こりにくい環境」をあらかじめ整えておきます（表1）。

（秋山直登、松島ひとみ、葉山祐子）

▶例：「電話をしながらメモをとる」のが困難な場合は「メールで内容を確認する」「電話を録音しておき、後でメモに書き直す」などの代替手段が考えられる

▶転換性注意障害の場合は、安全な環境を整え、周囲が理解を示して見守ることが必要

▶APT（attention process training）・注意過程訓練

▶作業を1工程ずつ行うなどの工夫が有用

表1 生活の整え方（例）

患者さんが生活しやすい環境づくり	□患者さんが食事をするときにはテレビを消す →食事に集中できる環境をつくる □作業を始めたら、なるべく声をかけずに見守る →危険でない限り、途中で声をかけない □留守中も見守りできる体制を整える
生活習慣を整える	□必ず行ってほしい課題（内服・起床の時間など）は、①目立つように、②わかりやすい表現で、③いつも目につく場所に掲示する □習慣を入院中〜退院後も継続できるよう家族と情報共有する

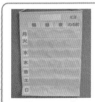

● 配薬カレンダーを継続して使用するなど

文献

1．藤田郁代, 立石雅子 編：標準言語聴覚障害学, 失語症学. 医学書院, 東京, 2009.
2．伊藤元信, 吉畑博代 編：言語治療ハンドブック. 医歯薬出版, 東京, 2017.
3．豊倉穣：注意障害の臨床. 高次脳機能研究 2008；28(3)：76-84.
4．鹿島晴雄：脳損傷における高次脳機能の評価とリハビリテーション 注意障害と前頭葉症状. リハ医学 1995；32(5)：294-297.

記憶障害 への対応

記憶障害：**記憶をとどめておけない**

＜例＞
- 約束や予定を忘れる
- 財布や携帯電話を置いた場所を忘れる
- 道順を忘れる
- たくさんのことを覚えられない
- 言われたことを忘れる
- さっきやったことを忘れる
- 聞いた話があいまいになる

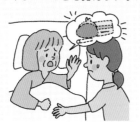 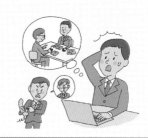

❶ 症状の理解

記憶の一部分を保ちにくくなる状態です。「記銘→貯蔵→想起」のどこかが障害された状態と考えるとわかりやすいと思います。

▶記憶の種類については Part 1（→ p.58）を参照

❷ 合併しやすい症状

神経疲労や**注意障害**を合併することが多いです。それらの影響で記憶が難しいのか、記憶障害が生じているのか、を判別することが大切です。

❸ リハビリで行う評価

■観察のポイント

記憶のなかの「何が苦手か」を明確にしておくことが大切です。以下の要素に注意して観察を行います。

①覚えること（記銘）が苦手なのか、思い出す（想起）のが苦手なのか

②耳で聞いたことを忘れやすいのか、目で見たものを忘れやすいのか

③どのくらいたくさんのことが覚えられるのか

④ヒントがあれば思い出せるのか　など

▶人の名前や顔写真の記憶、道順や用件、約束を覚えるなど、苦手なことはさまざま

■専門的な検査

以下の2種類が主に行われます。

① **RBMT**（リバーミード行動記憶検査）：日常生活に必要な記憶を検査するもの

▶ RBMT（Rivermead behavioral memory test）

② **WMS-R**（ウェクスラー記憶検査法）：短期記憶と長期記憶、耳で聞いたこと・目で見たものを記憶する、時間が経ってから思い出すなど、さまざまな側面を総合的に検査するもの

▶ WMS-R
（Wechsler memory scale-reviced）

④ かかわり方のポイント

在宅・生活社会参加に向け、リハビリを実施します。ポイントとなるのは、**エラーレス学習法**（errorless learning）です。新しいことを習得する際には「正しい学習」を促すことが大切です。

代償手段の活用方法を練習する必要があります（表1）。メモや手帳のとり方を反復練習します。

▶記憶障害のある患者さんが新しいことを習得する場合、試行錯誤して学習すると、誤りを除外できず誤って記憶してしまう

表1 代償手段の活用法（例）

□手帳・メモ・スマートフォンに記載しておく
□受傷前の記憶は覚えているが、新しいことは覚えられない場合は、
　以前の経験を利用
□言語的記憶に比べ、視覚的記憶のほうが忘れにくい（絵や図を利用）
□体で覚えたことは忘れにくい（ジェスチャーを加えて覚える）
□相手の言葉をオウム返しに繰り返す

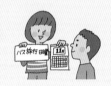

⑤ 入院中のケア

入院生活と**退院後の生活**を見比べて、必要な記憶障害への支援方法について検討し、病棟でも実践を開始します（図1）。

訓練に当たっては「日常生活のなかで、**正しいこと**を**間違いなく**繰り返す**反復練習**」がとても重要です。患者さんは「間違った情報」を頭のなかで修正することが難しい状況にあります。自分自身の発言を覚えていることも難しいため、「間違った行動を振り返ること」自体がとても困難であることを理解しましょう。

また、患者さんに「記憶障害によって、どんな困ったことが起こるか」を想像してもらいます。1日をどんなスケジュールで過ごすのか、具体的にイメージしてもらうことが大切です。

家族からも情報収集し「○曜日は就業訓練」「○曜日は受診」など、時間が決まったスケジュールについてもイメージを具体的にしておきます。

▶時計の絵やToDo（やること）リストを作成するとイメージが具体的にしやすい

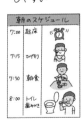

■病態を知ってかかわる

なお、患者さんは「何度も同じ話を繰り返す」ため、看護師・療法士は根気強く対応することが求められます。家族にも、そのことをよく説明しておく必要があります。

図1 入院中のケア（例：「メモをとる習慣をつける」場合）

① **声かけで行動を促す**

➡ まずは正しい情報を間違えずに受け取れるよう「今日は○○の予定が○○時からですね」と一緒にメモをする内容を確認し、メモできるよう声かけをする

② **徐々に声かけの頻度を減らす**

➡ 患者さんが自分でメモをとれるよう、声をかける頻度を減らす

③ **一緒に振り返りをする**

➡ 患者さんが「自分でとったメモ」で困ることなく行動できているか、一緒に振り返る

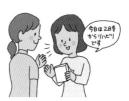

今日は2.8手からリハビリです

■療法士が行うリハビリのポイント

誤りや失敗をなくし学習させる**エラーレス学習法**や、文章やできごとを記憶するときには段階をふんで効果的に記憶に残す**PQRST法**などを活用します。また、手がかりをもとに覚え、少しずつ手がかりを減らしていく**間隔伸長法**、メモや手帳などの**代償手段**を使用します。

大切なのは、患者さん自身が「記憶することが苦手だ」と気づき、自ら対処方法を実践していけるように働きかけることです。

▶ PQRST法：preview（予習）、question（質問）、read（精読）、state（記述）、test（試験）を反復する方法

❻ 退院に向けての指導

■退院先が自宅の場合

外泊訓練などで訓練した内容を実践し、「退院後の生活でも活用できるか」を評価します。

外泊中はどのようなスケジュールで生活できたのか、患者さんと家族から聞き取りをします。

▶ 患者さんに、家族がいないとき「自分ができること／できないこと」を確認する

■退院先が自宅でない場合

退院後、施設など自宅でない場所で生活する場合は、施設の担当者に記憶障害について状況を説明し、情報を共有します。メモの活用や生活リズムを可能な限り一定に整えるなど、援助の方法を伝えます。

（秋山尚也、松島ひとみ、葉山祐子）

遂行機能障害 への対応

遂行機能障害：合理的な処理を行えない

＜例＞ ● 計画的に行動できない
● いくつかのことを同時にできない
● いくつかの情報を組み合わせて判断したり行動したりすることが苦手
● 臨機応変な対応や行動は苦手
● 深く考えることは苦手

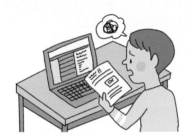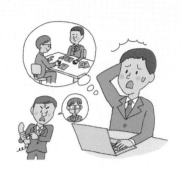

❶ 症状の理解

遂行機能は**問題解決能力**ともとらえられます。遂行機能障害になると、物事をやりとげるために計画を立てたり、状況に応じて行動を調整したりすることが苦手になります。

❷ リハビリで行う評価

■観察のポイント

遂行機能の「どの部分が苦手なのか」を把握することが大切です。以下に注意して観察します。

①計画を「立てる」ことが苦手なのか、計画どおり「行う」のが苦手なのか

②助言があれば行動できるか

③間違いを修正できるか

④効率的に行動できるか　など

計画を立てるのが苦手な患者さんは、行動が「いきあたりばったり」になります。例えば「着替えて、食事を食べ、歯みがきをする」といった朝のルーチンな行動であっても、声をかけないといつまでもテレビを眺めていたり、着替えが途中なのに、配食されたら食事を食べ始めてしまうなどの行動が見られます。

▶遂行機能の4要素：目標の設定、計画、計画の実行、効果的な行動

遂行機能障害の検査としてよく行われるのは、**BADS**（遂行機能障害症候群の行動評価）と**WCST**（ウィスコンシンカード分類検査）です。

BADSは、**問題解決能力を総合的に評価**するために行われます。遂行機能の4要素（目標の設定、計画、計画の実行、効果的な行動）を、カードや道具・質問紙を使って行う6つの下位検査によって把握します。

WCSTは、患者さん自身の「**考えを柔軟に切り替える能力**」や「**答えを推測する能力**」を評価するために行われる、カードを用いた分類テストです。

▶ BADS
　（behavioural
　assessment of
　the dysexecutive
　syndrome）
▶ WCST
　（Wisconsin
　Card Sorting
　test）

表1　検査の概要

BADS	規則変換カード検査	●トランプカードを次々めくり、第1試行では赤なら「はい」黒なら「いいえ」、第2試行では前のカードと同じ色なら「はい」違う色なら「いいえ」と言ってもらう ●柔軟な行動の切り替えが求められる
	行為計画検査	●ビーカーの水、L字型の金属棒、蓋付き容器を規則に従いながら効率よく使ってコルクを試験管の中から取り出してもらう ●目的を達成するために手順を考えて行為を組み立てる力を見る
	鍵探し検査	●10cm四方の正方形を「野原」と見立てて「この中で鍵をなくした」と仮定し、鍵を確実に見つけ出すためにはどのように歩いたらよいかを考えて道筋を線で書き込んでもらう ●目的を達成するために効率的な方法を計画し、実行する力を見る
	時間判断検査	●例えば「やかんのお湯が沸騰するのにかかる時間はどれくらいか」のように、おおよその時間を見積もってもらう ●常識的な範囲の推測が求められる
	動物園地図検査	●規則を守りながら動物園地図の中の決められた場所をたどってもらう。1回目は自分で順番を計画してたどり、2回目は指定された順番どおりにたどる ●自発的に計画を立てる力と、指示に従う力を見る
	修正6要素検査	●3つの課題（口述、絵の呼称、計算）がそれぞれ2セットある。これらを10分間で行ってもらう ●規則に従って行動を組み立て、タイマーを使ってうまく時間配分する必要がある

斎藤文恵, 三村將：遂行機能障害症候群の行動評価 日本版（BADS）. 大沢愛子 監修, 高次脳機能障害ビジュアル大事典, メディカ出版, 大阪, 2020：244. より引用

WCST		●白紙の紙カード（赤・黄・緑・青の4色、△・○・☆・╋の図形が1～4個印刷されたもの）あるいはPCソフトで実施する ●概念操作の柔軟性・転換能力を調べる

藤森秀子, 三村將：ウィスコンシン・カード・ソーティング・テスト（WCST）. 大沢愛子 監修, 高次脳機能障害ビジュアル大事典, メディカ出版, 大阪, 2020：239. より引用

❸ かかわり方のポイント

在宅での生活・社会参加に向けたリハビリを行います。

時間に余裕をもって行動すること、事前に計画を立てておくこと、手順書をつくっておくこと、スマートフォンのリマインダー機能を活用することなどがポイントです。

問題解決訓練は、複雑な課題に対して問題の分析を行い、計画的な解決を考える方法です（図1［→ p.98]）。

▶社会参加に向けて行うこと：1日の計画を自分で立てて実行すること、買い物練習、調理実習、バス・電車への乗車など

外的手がかり・環境の調整も重要です。外的手段を用いて行動の方向と枠組みを示す、1人ひとりの活動や障害の程度に応じて問題解決マニュアルをつくるなどの方法があります。

▶問題解決訓練の例：予算と時間に制約がある条件で、旅行の計画を立案する

図1 問題解決訓練の流れ

① 問題の原因を分析する ◀------

② 解決の方法をリストアップする（例：紙に書き出す）

③ リストに書いた方法を実践し、結果の善し悪しを判断する ------

> 結果に誤りや非効率性があれば①に戻る

❹ 入院中のケア

日常生活上での訓練を始める際には、患者さんや多職種と話し合い、行為の**目的を達成**するために、時には方法を変えていくことも伝えてから始めます。**できることが増える**ことは、患者さんが「**自分らしく生きること**」への自信につながります。

可能であれば、入院中に「公共交通機関を利用して、決まった時間に目的地に着く」「院外で、予算と買ってくるべきものを決めて買い物をする」「メニューや工程を決めて料理をつくる」といった訓練も体験できるようにします。

これらの訓練を行っておくと、社会生活のなかで「どの程度時間に余裕をもって行動する必要があるのか」などを**体験から学習**できます。

▶訓練が変わっていく例（薬の管理の場合）
①看護師から手渡されて飲む
②1日分（朝・昼・夕・眠前）をボックスで管理する
③お薬カレンダーへ自分でセットする

■療法士が行うリハビリのポイント

遂行機能障害のリハビリを行うためには、まず遂行機能の基盤となる、**神経疲労**や**意欲発動性、注意・集中力**の改善を図る必要があります。

複雑な課題（旅行の計画を立てるなど）に対して分析を行い、計画的な解決を考える**問題解決訓練**や、これから行う動作（料理など）の計画・手順を声に出して確認する**自己教示法**も有効性が高いとされています。

スケジュール表や手順書など、**外的手がかり**や**環境調整**も有効です。

▶スケジュール表の例

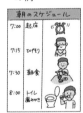

❺ 退院に向けての指導

退院後の生活を24時間くまなくイメージできるよう、家族と本人から生活のイメージを聞き取ります。**外泊訓練**を行う際は、自宅で行う動作について家族と相談し、患者さんが挑戦する動作の注意事項を伝えてから外泊に行きましょう。

必要に応じて**在宅サービスの利用**を提案します。

（秋山尚也、松島ひとみ、葉山祐子）

文献

1. 橋本圭司：高次脳機能障害 どのように対応するか. PHP研究所, 京都, 2007.
2. 橋本圭司：高次脳機能障害がわかる本. 法研, 東京, 2007.
3. 原寛美：高次脳機能障害ポケットマニュアル. 医歯薬出版, 東京, 2011.
4. 鈴木孝治：高次脳機能障害 作業療法学 改訂第2版. メジカルビュー, 東京, 2012.

社会的行動障害 への対応

社会的行動障害：他人や社会とうまく適応できない（脱抑制など）

<例> ●暴言や暴力で他人を傷つける、いつもイライラしている
　　　●後先のことを考えずに衝動的な行動をしてしまう
　　　●すぐにケンカをしてしまう
　　　●話を広げられない
　　　●自分から物事を始めることができない

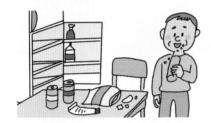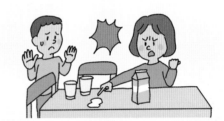

❶ 症状の理解

　脱抑制（衝動を抑えられない）や**発動性の低下**（意欲的に行動できない）など、社会生活を送ることが困難になる症状を総称して社会的行動障害といいます。

❷ リハビリで行う評価内容

■観察のポイント

　まずは社会的行動を下支えする「意識・覚醒や耐久力が整っているかどうか」を観察することが大切です。

　常時眠そうな状態であったり、リハビリなどの活動時にボーッとしたり、一点を凝視するような状態になってしまう場合、**意識・覚醒**や**神経疲労**の問題が強いと考えます。

　注意・集中、**遂行機能**の問題で頭のなかが整理できないときには、**不安**が募りやすく、社会的行動障害のような症状がみられます。このような場合、普段の会話の「まとまり」を観察することが大切です。

▶会話のまとまりを欠く患者さんは、頭のなかも整理できていない場合が多いと思われる

■リハビリで行う評価

　社会的行動障害の検査として用いられるのは、**BADS**（遂行機能障害症候群の行動評価）に含まれる質問紙（DEX）です。

　その他、神奈川リハビリテーション病院が作成したTBI-31や、標準意欲検査法（CAS）などがあります。

　評価の際には、社会的行動障害とそれ以外の症状との関係性をとらえることが重要です（図1）。

▶DEX（dysexe-cutive quest-ionnaire）

▶TBI-31：脳外傷者の認知－行動障害尺度

▶CAS（clinical assessment for spontaneity）：標準意欲検査法

図1　社会的行動障害と他の症状との関連性

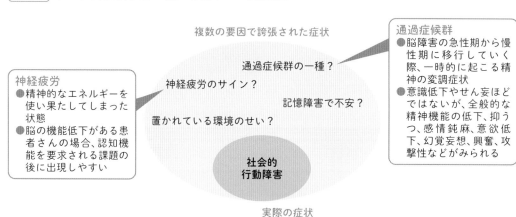

複数の要因で誇張された症状

通過症候群の一種？

神経疲労のサイン？

記憶障害で不安？

置かれている環境のせい？

通過症候群
- 脳障害の急性期から慢性期に移行していく際、一時的に起こる精神の変調症状
- 意識低下やせん妄ほどではないが、全般的な精神機能の低下、抑うつ、感情鈍麻、意欲低下、幻覚妄想、興奮、攻撃性などがみられる

神経疲労
- 精神的なエネルギーを使い果たしてしまった状態
- 脳の機能低下がある患者さんの場合、認知機能を要求される課題の後に出現しやすい

社会的行動障害

実際の症状

❸ かかわり方のポイント

■社会的行動障害の周囲にある要因を整える

　急性期・回復期では、社会的行動障害と見られる多くの症状が、**他の要因によって生じている**ことが少なくありません。覚醒が不十分な時期にも、神経疲労が強く疲れやすい時期にも、似たような症状が見られることがあります（表1）。

　図1に示した社会的行動障害の周囲にある要因を考えることが大切です。

表1　他の要因への対応（例）

意識の問題、神経疲労	覚醒を高める、有酸素運動をする →病棟訓練でエアロバイクなどを取り入れるのもよい →ただし、注意が続かないため、低負荷・短時間でセット数を多くするのがポイント
記憶障害など他の症状	「今がいつで、ここがどこか」を明確にする →カレンダーを貼り、日付の推移がわかるようにする
環境整備	退院時期やその後の支援体制などを具体的に提示する →先が見えずに不安になっている患者さんが多い →経済面の保障なども「見える化」し、わかりやすく提示する

■認知行動療法を参考にする

　認知機能レベルが高い患者さんは認知療法（本人が解決方法を考えるようにかかわる方法）が、反対に**認知機能レベルが低い**患者さんには環境調整や行動療法を考慮していきます（図2）。

　認知療法は、特定の状況や場面を書き出し、そのときの感情と自動的に沸き起こった考え（自動思考）を書きます。**支援者との対話**のなかで、より合理的で新しい考えを探し、気分の変化につなげていきます。家族なども巻き込んで介入できると、退院後に家族などが問題に直面した際、自己解決していけるようになるかもしれません。

　行動療法には種々の技法がありますが、特に**応用行動分析**の考え方がわかりやすいと考えます。患者の問題行動には「それを起こさせる要因・先行刺激があり、行動した結果、行動を強化する後続刺激がある」とする考え方です。

▶特に易怒的になってしまう状況や場面が抽出できているケースには有効かもしれない

図 2　認知療法と行動療法の考え方

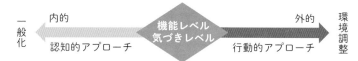

一般化　内的　認知的アプローチ　←　機能レベル 気づきレベル　→　外的　行動的アプローチ　環境調整

三村將：社会的行動障害への介入法－精神医学的観点からの整理－. 高次脳機能研究 2009；29（1）：26-33. より一部改変のうえ転載

認知療法

できごと・状況	隣の部屋の患者の声がうるさい
自動思考	入院患者は静かにすべきだ
気分・感情	いらだち　80％
新たな思考	認知症の人や不安を感じている人もいるかもしれない
結果	いらだち　40％

行動療法（ABC分析）

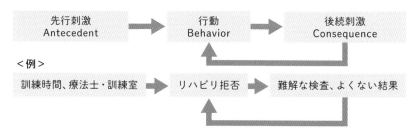

先行刺激 Antecedent　→　行動 Behavior　→　後続刺激 Consequence

＜例＞

訓練時間、療法士・訓練室　→　リハビリ拒否　→　難解な検査、よくない結果

例えば「患者さんがリハビリを拒否する」場合、先行刺激は「訓練の時間、療法士、訓練室」、後続刺激は「難解な検査やネガティブな結果のフィードバック」と考えられます。こうした後続刺激を受けた患者さんは、さらに訓練拒否するという行動が強化されます。このような行動を変容するためには、後続刺激の影響を考える必要があります。場合によってはマッサージなどを導入し、訓練拒否という行動を消去していく必要もあるかもしれません。

▶ここでは「不適切行動の消去」を例示したが、適切な行動を増やす支援をしていくという基本スタンスが行動療法には求められる

■その他のアプローチ

易怒性に対しては、患者さんが「以前怒ったこと」はなるべくしないように配慮します。患者さんを感情的に批判したり否定したりせず、患者さんがイライラしていたら支援者はその場から離れるようにします。

意欲の低下がみられる患者に対して「なまけている」などと言わないようにしましょう。病前から親しみのある取り組みやすい課題に取り組んでもらうようにします。また、言葉は明瞭に、抑揚をつけて、はっきりと話しかけるように注意します。

▶怒り出した患者さんに向かって「間違っている」と指摘するのは逆効果

❺ 入院中のケア

■易怒性への対応

脱抑制で怒り出す患者さんは、怒り出す前に「何かしらのきっかけ」があります。怒っている原因から遠ざけるように援助し、対策を一緒に考えます。

入院生活の**ルールから外れた行動**は、医療者が許すものではありません。間違っていることを冷静に伝え、患者さんが自覚するために**メモリーノート**などを活用し振り返ります。

▶怒り出すきっかけはさまざまで、本人には自覚できない事柄もある。痛みや便秘など身体的な問題がベースにあることも多い

■アパシー・情動の低下への対応

患者さんの「日常生活での**困りごと**」を解決する方法を一緒に考えます。

問題行動を患者さんが「自分の問題である」と認識できるよう、入院生活を振り返ります。問題であることが認識できたら、1つひとつの困りごとに対して目標を設定し、実行した後、評価を行いながら対応します。

▶問題の例：起床時間を守れない、排泄動作中の失禁、過食など

■療法士が行うリハビリのポイント

社会的行動障害の患者さんに対しては、病棟とリハビリ室が連動して介入していくことが重要です。

療法士が最も重要視するのは「**日課の型**をつくること」です。リハビリの時間はもちろんですが、病棟でも何かしら「行うべき課題」を形成していきます。そのなかで活動性の変化を追っていき、退院後に必要となる IADL の訓練を行いながら、病棟内の日課へさらに課題を組み込んでいきます。

易怒性のある患者さんに対しては、まず「どのような状況や発言に、患者

さんは怒るのか」を理解することが重要なので、病棟との協働が欠かせません。

　認知や気づきのレベルが高い患者さんであれば、認知行動療法をもとに「状況のとらえ方を変えていく」よう内省を与えます。しかし「怒らない環境をどう構築していくか」を考え、患者さんの不適切反応を誘発しないようはたらきかけることのほうが、より有効です。

❻ 退院に向けての指導

　在宅に戻ると、入院中の規制がなくなるため、周囲を困らせる状況が起こりやすくなります。そうした患者さんの多くは、退院すると「**やることがない**」という状況に陥る可能性があります。

　入院中に社会的行動障害を疑うケースは、退院直後から**日々の日課**をつくっていくことが重要です。介護保険申請者であれば**通所系サービス**を、非該当者であれば**外来リハビリテーション**や障害福祉サービスの**生活訓練**や**就労継続支援B型**などが望ましいと思います。

■易怒性への対応

　退院後「怒りやすくなった患者さん」に対して**家族が恐怖**を感じることがあります。患者さんの病状を理解してもらうためにも、入院中にあったことを家族に伝えることが必要です。

　患者さんの状況を伝えるときには、併せて**本人の努力している姿**も伝え、理解してもらうことが必要です。退院後は、家族の心理的な不安を受け止めてもらえるよう、入院中に相談先を確保しておくことも支援につながります。

■アパシー・情動の低下への対応

　退院後に社会参加ができるよう、**定期的**に**社会交流の場**をあらかじめ準備しておくことが大切です。

　家族に対しては、動作の開始時に声をかける際、命令口調にならないように注意してもらいます。

＊

　これらの対応を行ったとしても、家族や周囲の人々が巻き込まれてトラブルが起こることが多々あります。これといったよい解決法がない場合でも、気長に時間をかけて1つひとつ対応するように心がけることが大切です。

（上杉　治、松島ひとみ、葉山祐子）

▶困った行動の例：お酒を飲みすぎる、お金を使いすぎる、後先考えず行動してしまうなど

▶市町村によっては、手帳申請をする前でも医師の診断書で障害福祉サービスを利用できる場合がある

▶声かけはあくまできっかけづくり。「○○しなさい」という命令口調ではなく、「一緒に○○をしてくれない?」という声かけが有効

文献
1．三村將：社会的行動障害への介入法. 高次脳機能障害への介入法. 高次脳機能研究 2009；29(1)：26-33.
2．下山晴彦, 神村栄一：放送大学教材 認知行動療法. 非売品, 2016.
3．山﨑祐司, 山本淳一：リハビリテーション効果を最大限に引き出すコツ. 三輪書店, 東京, 2011.
4．橋本圭司：高次脳機能を鍛える. 全日本病院出版会, 東京, 2010.
5．立神粧子：前頭葉機能不全 その先の戦略. 医学書院, 東京, 2010.

家族へのケア

❶ 高次脳機能障害は回復期になってから目立つようになる

　突然に脳を損傷する病気となった患者さんが、急性期病院で治療を受けて救命されると、家族はまず安堵します。家族が、患者さんの高次脳機能障害を知ることになるのは、患者さんの**意識が回復**し、リハビリテーションを目的として**回復期病院へ転院**するころです。

　いちばん身近にいる家族が「高次脳機能障害を十分理解できる」ように指導できれば、リハビリを行う患者さんにとってはとても重要な理解者・協力者となります。

▶病前の患者さんを知っている家族や友人・会社の同僚などは、疾患については理解できても、高次脳機能障害について理解するのはなかなか難しい

❷ リハビリの目標は「患者さん・家族」とともに決める

　適切な目標を設定するために、入院時に患者さん・家族と面談します。**予後予測**を含めた障害をよく説明したうえで、「どのような状態になりたいか?」「退院先はどこか?」を明確にしたうえで、**リハビリ実施計画書**を作成します。その後も定期的に家族と面談し、現状の説明や目標の確認を医師などと行います。

図1 退院後の療養の場（脳卒中の例）

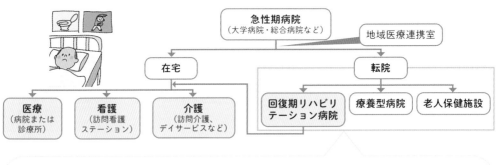

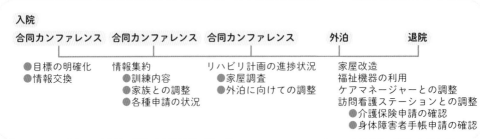

患者さんの状況を理解してもらうため、定期的に**面会**や**リハビリテーション**の見学を行ってもらいます。退院後の生活に必要な**介護指導**も行い、理解を深めてもらいます。

　退院に向けてリハビリを継続していても、回復程度が順調である患者さんとそうでない患者さんがいるため、障害を持つ患者さんとの**今後の生活**に対して、不安を抱く家族もいます。家族が健全な状態であるためにも、**家族支援**が重要です。

■小児患者さんに対しては「発達を阻害しない」ようにかかわる

　子どもの高次脳機能障害の場合は、児の正常な機能の発達を阻害しないかかわりが重要となります。

　成長とともに、その児の目標（進学や進級など）が変化していくので、「現状や今後について困っていることがないか」「本人や家族が抱えている課題・問題について、学校などで相談でき、対応できているのか」を主治医とともに確認し、必要な支援を行う場所を紹介します。

❸ 家族への支援は「看護師だからこそ」できるケア

　家族支援として重要なことは、長い目で見て患者さん・家族・同僚や周囲の人々を含めて対応を行っていくことです。

　まず、家族が高次脳機能障害を理解し、患者さんに対応できるように指導します。

　退院後の不安に対しては、「何が不安なのか」を確認します。介護の方法が不安なのであれば、家族が方法を習得できるようにかかわります。

　また、退院後からスムーズにサービスを利用できるようにしておくことが必要です。そのためには、患者さんをとりまく関係部署（療法士やMSWなど）と連携し、退院後の患者さんを家族だけで抱え込んでしまって**社会的孤立**に陥らないように、多職種で連携し、支援することが必要となります。

　家族を支援することは、高次脳機能障害の看護として重要な役割なのです。

（松島ひとみ、葉山祐子）

▶病前の家族関係によっては、患者さんが障害をもつことで、家庭が破綻することもある

▶小児は重度の身体障害があり、自宅での生活が困難な場合は重度身体障害児入所施設に入所となるが、ほとんどが自宅へ退院する

▶MSW（medical social worker）：医療ソーシャルワーカー

▶使用できる社会制度の例：精神障害者保健福祉手帳・身体障害者手帳・障害年金・福祉サービス・介護保険など

リハビリ実施計画書（外来用の例）

(別紙様式21の6)

リハビリテーション計画書

事業所番号＿＿＿＿＿＿＿＿＿＿　□入院　□外来／□訪問　□通所　計画作成日：令和　　　年　　　月　　　日

氏名：＿＿＿＿＿＿＿＿＿＿様　性別：男・女　生年月日：　　年　　月　　日（　　歳）□要支援　□要介護

リハビリテーション担当医＿＿＿＿＿＿＿　担当＿＿＿＿＿＿＿（□PT　□OT　□ST　□看護職員　□その他医療従事者（　　　））

■本人の希望（「したい」または「できるようになりたい」生活の希望など）

■家族の希望（本人にしてほしい生活内容、家族が支援できることなど）

■健康状態、経過

原因疾患：　　　　　　発症日・受傷日：　年　月　日　　直近の入院日：　年　月　日　　直近の退院日：　年　月　日

治療経過（手術がある場合は手術日・術式など）：

合併疾患・コントロール状態（高血圧、心疾患、呼吸器疾患、糖尿病など）：

これまでのリハビリテーションの実施状況（プログラムの実施内容、頻度、量など）：

日程設定など支援・管理シート：□あり □なし　　日常生活自立度：J1、J2、A1、A2、B1、B2、C1、C2　　認知症である老人の日常生活自立度判定基準（※●）：I、IIa、IIb、IIIa、IIIb、IV、M

■心身機能・構造

項目	現在の状況	活動への支援	将来の見込み（※）
筋力低下	□あり □なし	□あり □なし	□改善 □維持 □悪化
麻痺	□あり □なし	□あり □なし	□改善 □維持 □悪化
感覚機能障害	□あり □なし	□あり □なし	□改善 □維持 □悪化
関節可動域制限	□あり □なし	□あり □なし	□改善 □維持 □悪化
摂食・嚥下障害	□あり □なし	□あり □なし	□改善 □維持 □悪化
失語症・構音障害	□あり □なし	□あり □なし	□改善 □維持 □悪化
見当識障害	□あり □なし	□あり □なし	□改善 □維持 □悪化
記憶障害	□あり □なし	□あり □なし	□改善 □維持 □悪化
その他の高次脳機能障害（　）	□あり □なし	□あり □なし	□改善 □維持 □悪化
栄養障害	□あり □なし	□あり □なし	□改善 □維持 □悪化
褥瘡	□あり □なし	□あり □なし	□改善 □維持 □悪化
疼痛	□あり □なし	□あり □なし	□改善 □維持 □悪化
精神行動障害（BPSD）	□あり □なし	□あり □なし	□改善 □維持 □悪化

※「将来の見込み」についてはリハビリテーションを実施した場合の見込みを記載する

■環境因子（※鎮痛ありの場合☑　現状と将来の見込みについて記載する）

	課題	状況	
家族	□	□独居 □同居（　　　）	
福祉用具など	□	□杖 □装具 □歩行器 □車いす □手すり □ベッド □ポータブルトイレ	調整 □済 □未調整
住環境	□	□一戸建 □集合住宅：居住階（　階） □階段・エレベータ □手すり（設置場所：　　） 食卓（□座卓 □テーブル・いす） トイレ（□洋式 □和式 □ポータブルトイレ）	調整 □済 □改修中 □未調整
自宅周辺	□		
社会参加	□		
交通機関の利用	□	□有（　　　） □無	
サービスの利用	□		
その他	□		

■活動（基本動作、移動能力、認知機能など）

		現在の状況	将来の見込み（※）
寝返り		□自立 □一部介助 □全介助	□改善 □維持 □悪化
起き上がり		□自立 □一部介助 □全介助	□改善 □維持 □悪化
座位		□自立 □一部介助 □全介助	□改善 □維持 □悪化
立ち上がり	椅子から	□自立 □一部介助 □全介助	□改善 □維持 □悪化
	床から	□自立 □一部介助 □全介助	□改善 □維持 □悪化
立位保持		□自立 □一部介助 □全介助	□改善 □維持 □悪化
6分間歩行試験			□改善 □維持 □悪化
Timed up & Go Test			
MMSE			□改善 □維持 □悪化
HDS-R			
服薬管理		□自立 □見守り □一部介助 □全介助	□改善 □維持 □悪化
コミュニケーションの状況			□改善 □維持 □悪化

■活動（ADL）（※「している」状況について記載する）

項目	自立	一部介助	全介助	将来の見込み（※）
食事	10	5	0	□改善 □維持 □悪化
椅子とベッド間の移乗	15	10←監視下	0	□改善 □維持 □悪化
	座れるが移れない→5			
整容	5	0		□改善 □維持 □悪化
トイレ動作	10	5	0	□改善 □維持 □悪化
入浴	5	0		□改善 □維持 □悪化
平地歩行	15	10←歩行器など	0	□改善 □維持 □悪化
	車椅子操作が可能→5			
階段昇降	10	5	0	□改善 □維持 □悪化
更衣	10	5	0	□改善 □維持 □悪化
排便コントロール	10	5	0	□改善 □維持 □悪化
排尿コントロール	10	5	0	□改善 □維持 □悪化
合計点				

※「将来の見込み」についてはリハビリテーションを実施した場合の見込みを記載する

■社会参加の状況（過去していたものと現状について記載する）

家庭内の役割の内容	
余暇活動（内容および頻度）	
社会地域活動（内容および頻度）	
リハビリテーション終了後に行いたい社会参加などの取り組み	

■リハビリテーションの目標

長期

短期（今後3ヶ月間）

■リハビリテーション実施上の留意点

開始前・訓練中の留意事項、運動強度・負荷量など

■リハビリテーションの方針（今後3か月間）

■リハビリテーション終了のめやす・時期

利用者・ご家族への説明：　令和＿＿＿＿年＿＿＿月＿＿＿日

本人のサイン：＿＿＿＿＿＿　家族サイン：＿＿＿＿＿＿　説明者サイン：＿＿＿＿＿＿

特記事項：

©浜松市リハビリテーション病院 高次脳機能センター

＊外来用と入院用、2種類の書式があるが、ここでは外来用を紹介する

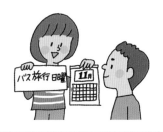

Part 3

退院後に行う
ケアとリハビリ

　病院でのリハビリが終了して退院しても、高次脳機能障害のある患者さんが「病前の生活」に戻れるわけではありません。

　患者さんは、高次脳機能障害という「外見だけでは理解されにくい症状」や「患者さん自身でもコントロールしにくいさまざまな症状」をもちながら、日常生活を送り、地域社会へ参加し、場合によっては復職に向けて歩むことになります。そのためには、①かかりつけ医を受診し体調管理を継続すること、②就労・復職・就学に向けた支援、③運転再開への支援、④リハビリの継続が必要です。退院後、社会参加に向けた支援を受けつつ、医療保険や介護保険サービスを利用し、リハビリを継続できるよう、働きかけなければなりません。

　就労・復職・就学支援や運転再開支援については、患者さんの目的に合わせた支援が大切です。

（松島ひとみ）

医療機関への受診の支援

❶ 高次脳機能障害の患者さんは「定期的な受診」が不可欠

　高次脳機能障害を発症する原因となった疾患の管理や再発防止のために、定期的な医療機関への受診が必要です。定期的な受診を実現するためには「**かかりつけ医**の選定」を支援することがポイントとなります。

　地域ごとに、急性期・回復期・維持期を担う医療施設が連携し、治療や機能回復・維持できる医療の継続が必要です。

▶基礎疾患：脳梗塞、脳出血など

■退院前に必ず「かかりつけ医」を選定する

　退院前に、退院後も体調管理が継続できる**かかりつけ医**を決め、脳梗塞や脳出血の再発防止を行うことが必要です。

　病前から受診していた医療機関がある場合は、同じ診療機関に継続して受診できるのが望ましいですが、難しいこともあるでしょう。その場合には、**脳卒中**やその他の**全身の病状**を診察でき、地理的にも通院しやすい医療機関を選べるように、主治医と相談して支援します（図1）。

図1 　かかりつけ医選定のポイント

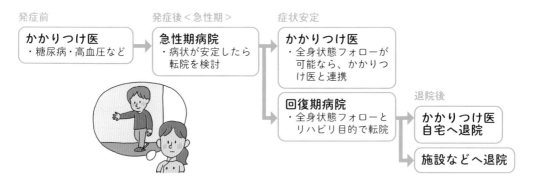

発症前

かかりつけ医
・糖尿病・高血圧など

発症後＜急性期＞

急性期病院
・病状が安定したら転院を検討

症状安定

かかりつけ医
・全身状態フォローが可能なら、かかりつけ医と連携

回復期病院
・全身状態フォローとリハビリ目的で転院

退院後

かかりつけ医
自宅へ退院

施設などへ退院

■看護師や MSW が中心となって支援を行う

　急性期病院から回復期病院へ、リハビリ目的で転院する患者さんの場合、**退院支援部門の看護師**や**MSW**が、かかりつけ医選定に向けての相談・支援を行います。

　また、回復期病院でかかりつけ医を選定する場合もあります。かかりつけ医が決まっていない場合は、病棟看護師が選定のための支援をします。

　退院後にも医療的処置などを行うため、訪問看護や訪問医療が必要な場合には、**退院支援看護師**がかかわり、かかりつけ医を決めます。

▶選定のアドバイスを行う場合は、開業医一覧を参考にする

❷ 自宅退院でなくても定期的な受診は必要

脳損傷後5〜6か月になると退院しますが、すべての患者さんが**自宅**へ退院するとは限りません。**介護施設**や**療養病院**などへ生活の場が変わることがあります。

高次脳機能障害のある患者さんの多くには、基礎疾患があるため、再発予防を目的とした投薬の継続や、血圧・血糖値など危険因子の管理とフォローアップが必要です。

▶基礎疾患の例
・糖尿病
・高血圧など

❸ 日常生活動作の維持と心身面のフォローも通院でカバーする

高次脳機能障害のある患者さんは、日常生活動作の**維持訓練**を目的とした通院も必要となります。退院後、病前と同じように生活ができないことで精神的に落ち込み、心理的に不安定になる患者さんも少なくありません。現状の受け入れに時間を要する患者さんもいます。

しかし、入院中に回復した機能を維持し、日常生活の中で「している活動」を増やすために、可能な限りリハビリを継続したいものです。

また、患者さんの心理的に不安定な状況は、家族の不安にもつながることを理解し、患者さんと家族への**心身面へのフォロー**が必要です。

▶している活動（実行状況）：現在の生活で実際に行っている活動
▶できる活動（能力）：以下の2種類がある。できる活動が、すぐ「している活動」とならないことに注意
①現在は機会がなくしていないが、機会さえあれば、できる（能力のある）活動
②専門家が技術・経験・知識を駆使し、補助具などを用いて働きかけてはじめて、訓練・評価時に、できることを確認できる活動

■「受診の支援」は患者さんと家族に対して行う

高次脳機能障害のある患者さんは「受診日や薬の内服を忘れてしまう」「受診の必要性を感じず、受診を拒否する」など、継続した身体面へのフォローが難しい場合があります。その場合には、**家族の協力**が不可欠です。家族への支援として、困っていることやわからないことなどを確認し、かかわり方のアドバイスをします。

適切なアドバイスを行うためには、**相手との信頼関係**ができていることが前提となります。相手の話を傾聴できるよう、相手が話しやすい雰囲気をつくりましょう。家族が「困っていること、わからないこと」を表現できるように聞き出すためには、家族の行動が見えるよう、**具体的な聞き方**をすることが大切です。

また、受診時には、患者さん本人と家族から話を聞いて状況を把握します。患者さんの状況によっては、家族が「本人の前では話しにくい…」とためらうこともあるでしょう。そのような場合は、患者さんと家族と、別々の場所でそれぞれの訴えを聴き、診察時に医師に情報提供します。

（松島ひとみ、葉山祐子）

▶具体的な聞き方：「内服は嫌がらずにできますか?」「嫌がるときはどんなとき? なぜかわかりますか?」「そのとき、家族はどのようにしましたか?」など、家族の行動が見えるように聞くのがポイント

文献
1. 上田敏：国際生活機能分類 ICF の理解と活動 人が「生きること」「生きることの困難（障害）」どうとらえるか. きょうされん, 東京, 2005：27-28.

PART
3
医療機関への受診

就労・復職への支援

❶「働くこと」の目的を理解し、患者さんに合わせた支援を行う

■働くことは「社会の一員」となること

　人が働く理由に正解はありません。100人いれば100とおりの答えがあると思います。また、働くことには、表1に示す3つの大切な意義があると考えます。

　働くことは、**勤労の義務**として憲法内で定められています。健常者であっても、障害のある方であっても、働きたい気持ちがあれば支援を受けられますし、働くことは可能なのです。

■「さまざまな働き方」を理解する

　働き方にも、さまざまな形があります。健常者の場合で考えても、正規雇用・パート・アルバイト・派遣社員などがあります。

　先天的な障害がある方や、後天的に病気やけがによって身体や脳に障害を負った方の場合、上記に加え、**障害者雇用**や、障害者総合支援法による**福祉的就労**（就労継続支援Ａ型・Ｂ型）も選択肢となります。障害の有無にかかわらず、その人に合った無理なく働き続けられる環境が大切です。

▶障害者雇用：障害者手帳を利用して、適切な配慮を受けながら仕事をする
▶福祉的就労：Ａ型・Ｂ型の違いはあるが、働きながら訓練する場

表1	働くことの3つの意義

①経済的に安定する
　●受傷後の方はここに対する不安や希望が強いと思われる
②社会の一員になる
　●所属欲求や承認欲求が満たされる
③自分の生き方・あり方を構成する要素となる
　●世の中の多くのものが「誰かの仕事」によってつくられ、提供されたもの
　●どのような仕事も誰かの役に立っている
　●誰かにとって必要だからこそ、仕事をして社会のなかで存在していると考えられる

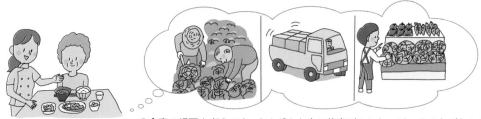

●食事の場面を考えても、さまざまな人の仕事がかかわっていることがわかる

■「職業準備性」の視点から必要な支援を明確にする

　患者さんから「働きたい」という希望があった場合、何から始めればいいか迷うことがあると思います。そのようなときには、**職業準備性**を意識するとよいでしょう。職業準備性は、①心身の健康（**健康管理**）、②自分のことが自分でできる（**日常生活管理**）、③ルールにそって行動できる（**対人技能・基本的労働習慣**）、最後に、④**職業適性**という４つの段階で支えられています（図１）。患者さんが「どの段階でつまずいているのか」を把握すると、必要な支援が明確になります。

　なお、入院中はスケジュールが決められているため、日常生活管理に必要な能力が見えづらい状態です。そのことを念頭に置き、服薬や時間管理について、患者さんが**自分で管理するためのしくみ**をチームで協力して整えることが必要です。

▶日常生活管理には、遂行機能が密接なかかわりをもつ
▶対人技能・基本的労働習慣は、注意機能や社会的行動などさまざまな力がかかわる

図1 職業準備性

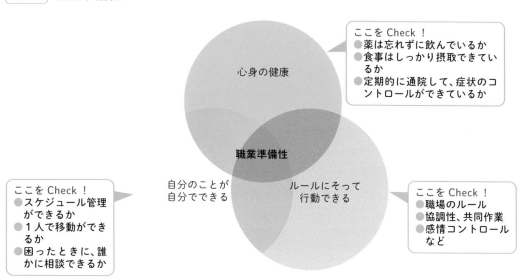

心身の健康

ここを Check !
● 薬は忘れずに飲んでいるか
● 食事はしっかり摂取できているか
● 定期的に通院して、症状のコントロールができているか

職業準備性

自分のことが
自分でできる

ルールにそって
行動できる

ここを Check !
● スケジュール管理ができるか
● １人で移動ができるか
● 困ったときに、誰かに相談できるか

ここを Check !
● 職場のルール
● 協調性、共同作業
● 感情コントロールなど

❷ 「再び働く」までの流れは、大きく３つ

　高次脳機能障害のある患者さんが「**復職・新規就労に至る過程**」は、以下に示す３つのステップでとらえることができます（図２→ p.114）。

■ Step 1 : 医学的リハが中心の時期

　障害された身体機能・高次脳機能の改善、**日常生活動作の獲得**などを中心に行う時期です。「急性期から回復期への移行期」と考えるとわかりやすいかもしれません。この時期には、基本動作・ADL 動作などの**心身機能へのアプローチ**を中心に行います。

■ Step 2：在宅生活を安定させる時期

　入院中に獲得した生活動作、日常生活における管理を**習慣化**していく時期です。「在宅生活への移行期」と考えるとわかりやすいと思います。この時期には、実際の在宅生活に必要な動作練習（調理や掃除・洗濯など）や健康管理（服薬の管理など）をするための指導など、**活動へのアプローチ**が中心となります。

■ Step 3：地域での支援が中心となる時期

　職業訓練施設に通いながら、生活習慣を維持しつつ、社会生活能力や**基本的労働習慣**を**再獲得**していく時期です。この時期には、作業訓練やコミュニケーションスキル、本人に適した仕事のマッチングなど、**参加へのアプローチ**が中心となります。

▶職業訓練施設：
就労移行支援、
就労継続支援
（→p.143）

図2 復職・新規就労までのステップ（活動と参加に焦点を当てた支援）

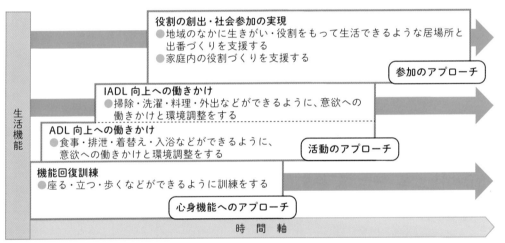

厚生労働省：平成27年度介護報酬改定の骨子. https://www.mhlw.go.jp/file/06-Seisakujouhou-12300000-Roukenkyoku/0000081007.pdf（2021.9.30アクセス）. より引用

心身機能へのアプローチ	活動へのアプローチ	参加へのアプローチ
医学的リハが中心の時期 ●身体機能・ADL能力改善 　→服薬管理、栄養面のコントロールなど健康面の安定を図る	在宅生活を安定させる時期 ●生活自立に向けた支援 　→服薬管理 　　生活リズムの安定 　　1人での外出自立など	地域での支援が重要となる時期 ●就労に向けた具体的な訓練 　→作業訓練 　　報連相や対人スキルの確認 　　その人に合う業務のマッチングなど

❸ 「健康管理の習慣化」は入院中から実践できる就労支援

　就労をめざす場合、**入院中から働くこと**を意識する必要があります。なかでも、医学的な支援が中心となる入院中は、**服薬管理やスケジュール管理**が主な課題として挙げられることが多いと思います。

　入院中からこれらを習慣としていくために、**環境調整**や**代償手段**を検討し

ていくことが必要となります。

■習慣化の鍵は「きっかけ」とスモールステップ

　一言で**習慣化**といっても、病識が低下している患者さんや、病前から健康に対して関心がない患者さんでは、支援に難渋することも多いです。そこでポイントとなるのが、行動を構成する要素（図3）です。

行動（behavior）＝意欲（motivation）・能力（ability）・きっかけ（prompt）

　ここに、外発的動機づけ・内発的動機づけが加わると、さらに強い習慣になります。この3つの要素が整ったら、スモールステップで始めていけば、挫折しづらくなります。

▶外発的動機づけ：外からの刺激（評価・賞罰・強制など）が行動要因だという考え方
▶内発的動機づけ：内面にわき起こった興味・関心や意欲が行動要因だという考え方

図3　行動を構成する要素

行動（behavior）＝意欲（motivation）・能力（ability）・きっかけ（prompt）

意欲（motivation） その行為をしたいという欲求があるか	能力（ability） 身体機能・高次脳機能・環境的にその行動は可能か	きっかけ（prompt） 特定の行為を引き出すためのきっかけはあるか

スモールステップで始める
＜例＞
　　「腹筋を1日100回する」→まずは「腹筋1日5回」からスタート
　　「毎日1時間運動する」　→まずは「食後に外に出る」からスタート

❹ 場面で考える：「服薬管理」の習慣獲得に向けた支援

　高次脳機能障害に対する病識がなく、もともと健康管理に対しての意識も低い患者さんの「服薬管理の習慣化」に向けた支援について考えてみましょう。

■ Step 1：「行動の構成要素」の整理

　まずは、この患者さんの行動を構成する要素を整理します。

　●**意欲（motivation）**：病識の低下と病前の生活スタイルにより、服薬管理に対するモチベーションは低い

　●**能力（ability）**：身体機能としては問題なし。注意障害や記憶障害の影響で、飲み間違い・飲み忘れのリスクがある

　●**きっかけ（prompt）**：現在は看護師がすべて管理しているため、自発的に遂行するきっかけがない

　上記から、いますぐに患者さんの「意欲」を変えていくことは難しいため、「能力」と「きっかけ」に注目します。

▶その患者さんが抱える高次脳機能障害の症状によって、アプローチ方法を選択する

■ Step 2：きっかけづくり

　特に大切なのが、**きっかけづくり**です。

PART
3
就労・復職支援

113

食事をする場所に「食後に薬を飲む」「食事が終わったら看護師に声をかける」など、服薬に気づきを与えるような**貼り紙**をします。貼り紙の効果が薄い場合は、「時間を決めて看護師が**声かけ**しに行く」などでもよいかもしれません。

■ Step 3：能力を考慮した方法を導入

きっかけづくりが奏効し、薬を飲むことが習慣として認識され出したら、自己管理していくための「能力」に注目します。

患者さんの高次脳機能の状況を考慮して、「看護師と一緒に、必要な薬のみを取り出す」「朝・昼・晩が見分けやすい配薬ボックスを利用する」などの対応が挙げられます。

■スモールステップを積み重ねるのがポイント

実際の行動に移すときは、スモールステップを心がけます。

最初から「貼り紙を確認して看護師を呼び、薬をセットして飲む」ところまで実施すると、患者さんの能力と釣り合わず、習慣化できない可能性が高いです。工程を細かく細分化して、**小さな一歩から**支援するよう心がけましょう。

まずは「貼り紙を見て看護師を呼ぶ」ことから始めてもよいと思います。

*

ここでは、働くことの意味と、復職・新規就労までのステップ、入院中から取り組める支援として「服薬管理の習慣化」について紹介しました。

服薬管理の習慣化は、疾患の特性や病前の暮らしといった**個人的な要素**と、病院・施設の**環境的要素**があり、個別性が非常に高い支援だと筆者は考えています。ここでは「能力」と「きっかけ」に注目した介入を紹介しましたが、たとえ病識が不十分であっても、病前の生活が不規則だったとしても、健康管理の大切さを患者さんに伝え、自発的な動作を促すため教育的なかかわりをもつことは大切であることを、忘れてはいけません。

（垂下直樹）

▶「漢字のほうがわかりやすい」「色数が少ないほうがわかりやすい」「お薬カレンダーより配薬ボックスのほうが使いやすい」など、患者さん個々に合ったものを選択する

文献

1. 厚生労働省：平成30年度版 厚生労働白書－障害や病気などと向き合い、全ての人が活躍できる社会に－. https://www.mhlw.go.jp/stf/wp/hakusyo/kousei/18/index.html（2021.8.25アクセス）.
2. 深川和利 監修, 藤山美由紀, 若林望嘉, 佐々木照子 編著：高次脳機能障害の看護計画. メディカ出版, 大阪, 2014.
3. 鈴木孝治 編：高次脳機能障害Q&A70. メディカ出版, 大阪, 2012.
4. 大塚恵美子：高次脳機能の維持・改善と復職支援. 総合リハビリテーション 2019；47(9)：861-867.
5. 下山晴彦, 神村栄一 編著：改訂版 認知行動療法. 放送大学教育振興会, 東京, 2020.
6. Duhigg C著, 渡会圭子 訳：新版 習慣の力. 早川書房, 東京, 2019.
7. 池上彰 監修：なぜ僕らは働くのか. 学研プラス, 東京, 2020.
8. Fogg BJ著, 須川綾子 訳：習慣超大全. ダイヤモンド社, 東京, 2021.

Column：高次脳機能カンファレンス

高次脳機能障害は、主として担当するリハビリテーション科の医師と、作業療法士、看護師などが、それぞれの経験と医学的見地に則って診療しています。しかし、それだけでは対応に行き詰まるため、拡大したチームでの介入が必要になります。

当院では高次脳機能センターを開設した当初から、脳神経外科・脳神経内科などリハビリテーション科以外の医師、看護師、PT、OT、ST、MSWなど多職種で総合カンファレンスを開催し、治療に難渋する患者さんについて、症例検討を行っています。

■有意義なカンファレンスにするために

症例の提示と分析には、国際生活機能分類（ICF）を使用しています。高次脳機能障害に大きな影響を及ぼす「環境因子」を俯瞰的に把握でき、「活動」と「参加」の観点から障害像を捉えることでチームの目標がわかりやすくなるためです。

一見「問題なく順調な経過」と各人が思い込み、問題点を看過しているような場合、各人の想定内での議論にとどまってしまいます。しかし、参加者全員が「モヤモヤを出し合う」ことで、思いがけない事実や問題点が浮き彫りになります。

総合カンファレンスには、担当者だけでなく、直接その患者さんにかかわっていないスタッフも参加します。第三者と議論するなかで、新しいアイデアが生まれ、問題点を突破できることもあるのが、カンファレンスの醍醐味です。

■カンファレンスで「介入が変わった！」ケースの紹介

以下に、重症頭部外傷後の見当識障害、全般的知能低下について入院リハを実施したケースを紹介します。

この患者さんは機能回復がめざましく、病棟生活や訓練態度も落ち着いていたことから、主治医は「早期の退院と復学が可能」と考えていました。しかし、日々の訓練に携わる療法士や看護師から「検査では検出できない退行的言動や計画性の欠如がある」「家族のかかわりにルーズな部分がある」と報告されました。

その結果、退院後も引き続きチームとしてかかわり、慎重に復学支援をしていくことになりました。

（松島ひとみ）

ケース：多彩な高次脳機能障害を呈した現役高校生に対する退院後の支援について

健康状態：頭部外傷、びまん性軸索損傷

心身機能・身体構造	活動	参加
●右片麻痺（Br-stage Ⅴ Ⅵ Ⅴ） ●高次脳機能障害 　注意障害　抑制障害　記憶障害 　失語症　病識欠如　思考の固執性	●病棟ADLほぼ自立 ●独歩自立、屋外歩行見守り ●決まったアニメのスケジュールを把握し、必ず視聴 ●スマホで友人（4人）、家族とLINE→兄が仲介・情報規制あり ●病棟生活上問題行動なし	●高校3年　今年度は留年決定（本人は知らない） ●授業中は睡眠時間 ●友人関係は幅広い（酒、麻雀など） ●通学は電車

環境因子	個人因子
●両親・兄弟と同居 ●家族関係は良好 ●高校は来年度からの復学を予定 ●復学予定時期には級友は卒業しており、新たな関係構築が必要になる	●素直だが、末っ子気質でわがままな性格 ●もともと勉強は嫌い（5教科で100点ほど） ●高校は卒業したい ●将来はバイクの整備士になりたいとの夢、専門学校への入学希望あり

就学・復学への支援

❶ 小児の場合、高次脳機能障害の病状は日々変化する

　小児も、成人と同様に、脳外傷や脳疾患で高次脳機能障害が生じることがあります。原因や出現する症状は成人と同様ですが、後遺症として**知的障害**や**てんかん**が残ることも少なくありません。

　成人と小児で大きく異なるのは「障害児は**発達段階にある**」ということです。小児の場合、発達や脳の可塑性による機能改善に伴って、高次脳機能障害も変化していくため、**柔軟な治療計画**を立てる必要があります。

❷ 教育の主体は学校・家庭・医療・福祉が協力して築く「学びの場」にある

　高次脳機能障害のある小児の場合、医療の支援だけでなく、基本的な生活習慣、日常生活動作、コミュニケーション能力、遊びや学習など、毎日の生活からかかわっていく必要があります。

■健全な関係づくりが重要

　就学・復学をめざす場合、入院中ならば**院内学級**や**就学・復学予定の学校**と連携を図ることが重要です。つまずかないように就学・復学を進めるには、子ども・学校・家族が健全な状態、すなわち、障害を客観視しつつ、重点的に伸ばしていく能力を把握でき、ほどよい支援を受けて、お互いに孤立しない状態であることが求められます。

■協働のポイントは「客観的になること」（図1）

　適切な学級を選択しないと不登校などの**二次的障害**をきたすことがあります。また、学校側にも積極的な協力や高次脳機能障害についての制度や対応について学習してもらうべきでしょう。

　家族は子どもの障害を客観的にとらえ、抱え込みすぎず、突き放しすぎない距離感を学びながら学校側と冷静に協働していく必要があります。また、家族以外からの支援や視点を上手に取り込む経験は、家族が障害を客観的にとらえるきっかけとしても役立ちます。

▶就学によって新たな障害が明らかになることもある

116

図1 学校との協働のポイント

学校側に学習してもらうこと
- 高次脳機能障害の病態、対応法
- 制度について

医療者側が学習すべきこと
- 適切な学級選択に関すること
- 「学校で学ぶ」ために必要な習慣

　中学・高校・大学などに通う**思春期の患者さん**の場合、同級生たちの社会性が高まるため、適応に必要なゴールはどんどん上がって、患者さんの現状との解離が生じやすくなります。

　義務教育（中学）までは、教育委員会などに相談することで、特別な支援を無償提供してもらうことも可能です。一方、高校・大学では、留年や休学を考慮しなければならない場合もありますが、必ずしも悲観的にとらえる必要はありません。患者さんの心のよりどころを維持しつつ、社会性を磨く生活訓練などを行って、「**成長を促す時間**をつくる手段」と前向きに考えることもできます。

　専門学校への進学なら、患者さんの適性をみて就労をていねいに個別支援してくれる障害者職業能力開発校へ進む道も、就労を確実にするための重要な選択肢です。

▶障害者職業能力開発校：国が設置し、都道府県によって運営されている

（小川美歌）

自動車の運転再開への支援

❶ 「高次脳機能障害＝運転不可」ではない

　高次脳機能障害になると、安全に車を運転するために必要な**認知能力が低下**します。そのため、多くの患者さんは、自動車の運転を控えるように指導されます。しかし、現代社会では、仕事や買い物など日常生活を送るため、また、趣味活動など社会生活を送るため、自動車の運転が必要な患者さんも少なくありません。

　高次脳機能障害の患者さんの支援には、**運転の支援**が含まれます。2014年に行われた道路交通法の改正に伴い、高次脳機能障害の患者さんは、病状に関する質問票の交付が義務化されました。虚偽申請があると、罰則が科せられることもあるため、注意が必要です。

▶運転免許の取得・更新時に、高次脳機能障害に関する質問票を提出しないと、1年以下の懲役または30万円以下の罰金が科される

❷ 運転再開のためには多角的な評価が必要

　まず、運転再開に必要な能力として、道路交通法上の「免許証取得に必要な条件」を満たしているか、確認が必要です。

　運転行動の要素としては、**認知・予測・判断・操作**があります（図1）。

▶免許証取得に必要な条件：身体機能、視機能、聴覚機能

図1 運転行動の要素

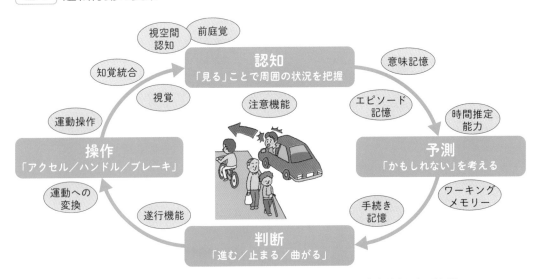

●運転再開には、非常に高いレベルの能力が求められるため、多角的な評価が必要

浜松市リハビリテーション病院 自動車運転支援チーム 編：当院における自動車運転再開支援の試み.
https://www.city.hamamatsu.shizuoka.jp/documents/71840/05r2hamariha.pdf（2021.8.25 アクセス）．より引用

これらの評価をするために、神経心理学的検査にて、注意力・記憶力・視空間認知などの能力を確認し、行動観察やDS（ドライビングシミュレータ、図2）で予測や操作面を評価します。

上記のような、医療機関で行う評価のみでは判断に迷う場合は、**自動車学校**など教習機関と連携してペーパードライバー教習を受けてもらったり、実車評価を実施したりします。

図 2 ドライビングシミュレータ

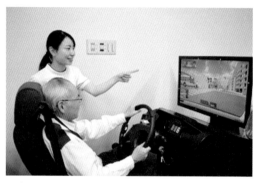

●当院で導入しているドライビングシミュレータは、風景や道路の起伏・人物の動きなどが再現されること、降雨・夜間などの環境変化にも対応していることが特徴
●実施後は「認知－予測－判断」「操作」の2面から評価を行うとともに、結果を患者さんにフィードバックする
※写真はモデル

図 3 自動車学校での実車評価

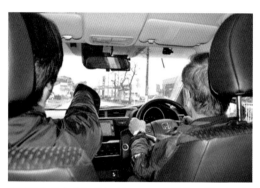

●練習と検定それぞれ40〜50分程度の運転を評価する
●評価は、教習指導員（運転技能の専門職）、療法士（高次脳機能障害の専門職）、両者の視点から行う
●実車評価を行うことで、患者さんの運転時の癖、脳疲労の度合いなど、院内の評価だけでは見えなかった要素も確認できるようになる
※写真はモデル

❸ 運転評価の一般的な流れ（図4）

高次脳機能障害と診断された（疑われている）方が運転再開を希望する場合、まずは各都道府県の**運転免許センター**にある「安全運転相談窓口」へ相談に行きます。そこでは病気やけがについての質問があり、詳しい評価が必要な場合は医療機関で診断書を作成してもらうよう指示があります。

医療機関では、運転に必要な能力について検査を行います。自動車運転シミュレータによる評価や、場合によっては自動車学校などで実際の車を運転して評価を行うこともあります。その結果をもとに医師が**診断書**を作成します。

診断書ができたら、再度免許センターで**臨時適性検査**を受け、合格すれば運転再開となります。

（垂下直樹、植田正史）

図4 運転評価の実際

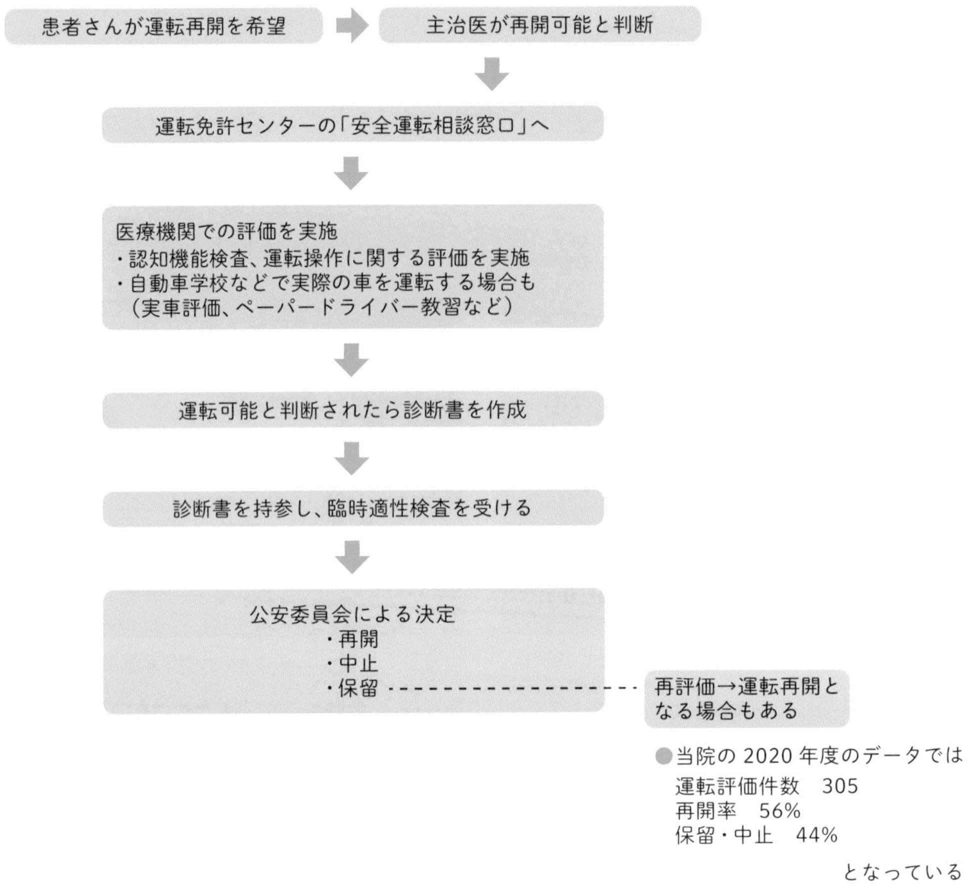

患者さんが運転再開を希望 主治医が再開可能と判断

運転免許センターの「安全運転相談窓口」へ

医療機関での評価を実施
・認知機能検査、運転操作に関する評価を実施
・自動車学校などで実際の車を運転する場合も
（実車評価、ペーパードライバー教習など）

運転可能と判断されたら診断書を作成

診断書を持参し、臨時適性検査を受ける

公安委員会による決定
・再開
・中止
・保留 ------------------------ 再評価→運転再開と
なる場合もある

●当院の2020年度のデータでは
運転評価件数　305
再開率　56%
保留・中止　44%

となっている

Column：抑制コントール低下（脱抑制）について

　前頭葉が損傷されると、がまんができない、イライラする、感情のコントロールができないなど、脱抑制の症状が生じることがあります。脱抑制により、家族に暴力をふるう、食事をとりすぎてしまう、運動を過剰にやりすぎてしまう、無駄使いをしてしまうなどの生活障害が見られます（→ p.64）。

　支援者は、何がきっかけで、暴力や暴言につながっているのかを知っておく必要があります。また、規則や枠組みを明確にし、そこから逸脱したときは、信頼関係が構築できているスタッフが中心となり、その場でフィードバックを行います。

　暴力や暴言などで対応が難しいときには、精神科やリハビリテーション科などの専門医に相談してください。

（秋山尚也）

リハビリの継続 への支援

① 高次脳機能障害では「退院後もリハビリを継続すること」が重要

全ての患者さんにおいて、入院中から**退院後の生活**を見すえた支援が必要であることは、言うまでもありません。なかでも**高次脳機能障害**がある場合は、退院後の支援がより重要となります。

患者さんや家族は、退院できる喜びとともに、退院後の生活への不安を抱えています。高次脳機能障害への理解が不十分な状態では、本人・家族の負担が大きく、無理に仕事復帰や自動車運転再開などの社会参加を進めると、**離職**や**交通事故**の危険を伴うばかりでなく、**二次的な障害**の引き金になりかねません。退院後の生活を整え、医療機関との連携、高次脳機能障害の支援方法や退院指導の情報を共有することが大切です。

▶二次的な障害：失敗経験による引きこもり、地域での孤立などからうつ病や再発など

② 退院後に受けられるリハビリには複数の種類がある（表1）

高次脳機能障害の患者さんは、**医療保険**での外来リハビリ、障害者手帳を使った**障害福祉サービス**によるリハビリなども受けられますが、ここでは、

表1 介護保険で利用できるサービス

	対象	介護給付（要介護1〜5）		介護予防給付（要支援1、2）
居宅サービス	訪問	●訪問介護　　●**訪問看護** ●訪問入浴介護 ●**訪問リハビリテーション** ●居宅療養管理指導		●**介護予防訪問看護** ●介護予防訪問入浴介護 ●**介護予防訪問リハビリテーション** ●介護予防居宅療養管理指導
	通所	●通所介護 ●**通所リハビリテーション**		●**介護予防通所リハビリテーション**
	短期入所	●短期入所療養介護 ●短期入所生活介護		●介護予防短期入所療養介護 ●介護予防短期入所生活介護
	その他	●特定施設入居者生活介護 ●福祉用具貸与　　●住宅改修費の支給 ●特定福祉用具販売（購入費支給） ●居宅介護支援		●介護予防特定施設入居者生活介護 ●介護予防福祉用具貸与 ●介護予防住宅改修費の支給 ●特定介護予防福祉用具販売（購入費支給）
地域密着型サービス		●定期巡回・随時対応型訪問介護看護 ●夜間対応型訪問介護 ●認知症対応型通所介護 ●小規模多機能型居宅介護 ●認知症対応型共同生活介護　ほか		●介護予防認知症対応型通所介護 ●介護予防小規模多機能型居宅介護 ●介護予防認知症対応型共同生活介護
施設サービス		●介護老人福祉施設 ●介護老人保健施設 ●介護療養型医療施設 ●介護医療院		

介護保険で受けられるリハビリについてお伝えします。

　介護保険で受けられる退院後のリハビリには、**訪問看護**、**訪問リハビリテーション**、**通所リハビリテーション**があります。

■訪問看護

　訪問看護の場合、事業所（訪問看護ステーションなど）から、患者さんの自宅にスタッフ（看護師やリハビリスタッフ）が派遣され、**医療管理**や**ADL訓練**などのリハビリを行います。

　事業所に医師は常駐していませんが、必ず看護師が所属しているため、定期的に医療管理が受けられることが特徴です。

▶医療管理：点滴や注射・服薬状況の確認など

■訪問リハビリテーション（訪問リハ）

　訪問リハの場合、**医師の指示**のもと、自宅にリハビリ専門スタッフが訪問し、**心身機能の維持・回復**や**日常生活の自立**を目指したリハビリを行います。

　訪問リハでは、機能回復より、生活のなかで「**できることを増やす**」ことに重点が置かれます。自宅でリハビリ機器を使うことはできませんが、住み慣れた環境で、ADL訓練（トイレ動作や入浴など）を行うことや、介助方法・対応方法を指導することで、**家族の負担を軽減**できます。

　バスの乗車訓練、買い物訓練といった**外出のための訓練**を受けられる場合もあります。

▶リハビリ専門スタッフ：理学療法士や作業療法士、言語聴覚士など
▶訪問リハでも機能回復を目的としたリハビリは行うが、主に医療保険が適用される

■通所リハビリテーション（通所リハ）

　通所リハ（**デイケア**）では、**医師の指示**のもと、患者さんが施設や病院に通い、リハビリ専門職員による個別の機能訓練やADL訓練などを受けます。

　退院後もリハビリの継続が必要と判断された場合、通所リハを受けることができます。

　ケースバイケースではありますが、「支援体制が整っていない患者さん」や「社会参加し、安定して継続できるか心配な患者さん」などの場合、通所リハに通うことにより、看護師やリハビリ専門職による体調管理、利用者間の交流が行われるため、抑うつ・**引きこもり防止**につながります。

　食事や入浴などのサービスも受けられるため、家族の負担軽減にもつながります。

▶通所介護（デイサービス）も「施設に通って受けるリハ」だが、リハビリ専門職が訓練を行うとは限らないこと、医師の指示がなくても受けられることが特徴

❸ 「退院前のカンファレンス」で回復段階・目標の共有が重要

　介護保険によるリハビリを利用する際には、退院前から在宅サービスチームと**カンファレンス**を行い、回復段階や目標に合わせた支援をすることが必要です。

　日常生活や再発予防のための管理が必要な場合は「訪問看護や訪問リハ」、

▶在宅サービスチーム：ケアマネジャー、訪問看護師など

活動量を維持・向上させ、社会参加を目指していく場合は「訪問リハと通所リハ」を併用するなど、柔軟にサービス調整をしていくことで、高次脳機能障害があっても地域で暮らしていくことができます。

❹ 日常生活で「できることを増やすこと」も重要なリハビリ

退院後は、**毎日の生活**も重要なリハビリになります。その人にとって一般的な「毎日の生活」を送れるように訓練を行います。

〈例〉

- ●決まった時間に起きて、自分で出かける準備をし、公共交通機関を使って外出する
- ●体調を管理する
- ●調理や掃除などの家事をする
- ●パソコンで、メールチェックや文書作成をする　など

■ 「スモールステップ」を意識する

うまくできないときは、どこでつまずいているのか、実際の**生活場面で評価**し、練習していきます。

慣れた作業であっても、忘れてしまったり、情報が多くて混乱したりするときは、目印をつけて、**最小限の手順**で行うことから始めるなど工夫しながら、できることを増やしていきます（図1）。

こういったことを繰り返し、少しずつ社会参加へ近づけていきます。

（植田正史）

図1 工夫の例

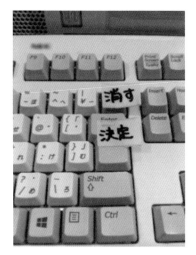

●パソコンのキーボードに日本語を貼る

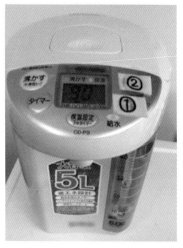

●ポットのボタンに手順を示す

文献

1．片桐伯真：高次脳機能障害の地域リハビリテーションアウトカム．リハビリテーション医学 2010：47(6)：373-377.
2．渡邉修：急性期および回復期病院の高次脳機能 障害者に対する地域連携の在り方．臨床リハ 2014：23（11）：1036-1041.
3．白山靖彦, 市川哲雄, 吉岡昌美 他：高次脳機能障害者を支える法制度（社会的支援）．リハビリテーション医学 2017：54（9）：710-716.
4．藤島一郎, 大城昌平 監修：地域包括ケア時代の脳卒中慢性期の地域リハビリテーション．メジカルビュー社, 東京, 2016.

Column：リハビリがうまく進まないとき

　リハビリがうまく進まない場合には、いくつか原因が考えられます。

　目標が曖昧で本人のモチベーションが上がらない場合や、本人が「いつになったら社会参加ができるのか」と不安を感じている場合には、具体的な目標や期間を呈示、共有していくことで解決できることもあります。

　また、本人を支える家族のサポートも重要です。「これもリハビリ」と、家事など何でも本人に強要することが、必ずしも正しいとは限りません。スタッフが、本人の状況を正しく家族に伝え、一緒に進んでいけるようなサポートが望ましいと考えます。

　家族の不安を減らすために、家族以外の支援者を、地域で増やせるような働きかけも必要です。

（植田正史）

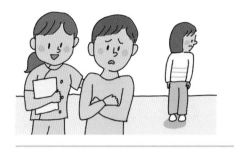

Part 4

患者さんと家族を支援する制度

　高次脳機能障害のある患者さんは、退院後の目標として、「また住み慣れた場所で生活したい」「趣味活動を楽しみたい」「仕事がしたい」などを挙げます。

　しかし、病院でのリハビリテーションだけでは、社会参加や新たな趣味・生きがいづくりにつながらないこともあります。その際には、地域の施設（生活訓練施設、職業訓練施設）や専門職種と連携を図り、日常生活や社会生活技能の訓練、働くための基礎訓練、仕事を想定した訓練など、目的に応じた訓練を受け、患者さんと設定した目標への到達をめざすことになります。

　連携を図る際の注意点として、支援が途切れないようにすることが挙げられます。退院後、活動の場がなく引きこもりやうつ傾向などにつながる患者さんもいます。途切れない支援を実施すると、就労・就学率は高く、感情のコントロールの低下が発生しづらくなるともいわれます。

　ここでは、地域で患者さん・家族を支援するための種々のリソースについて見ていきましょう。

（秋山尚也）

地域支援ネットワーク について理解する

❶ 地域全体で「支え合える体制」をつくることが大切

　地域でのネットワークは、高次脳機能障害者や家族、支援にかかわるスタッフが「**どこに相談**したらいいか」「どこで、**どんな施設を利用**できるのか」を、わかりやすく示すことが大切です。各地域全体で「支え合える体制づくり」が求められます。

▶急性期病院や慢性期病院はもちろん、地域で患者さん・家族を支えるすべてのスタッフが支え合える体制をつくることが重要

■ネットワークの構成要素

　地域連携ネットワークは、病院、地域福祉施設（生活訓練施設、就労支援施設）、就労支援機関、家族会から構成されています（図1）。

図1 地域連携ネットワーク

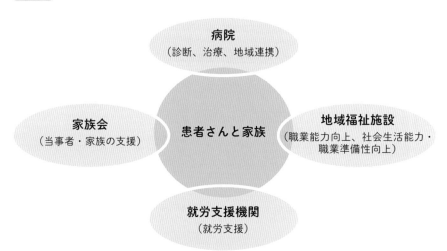

病院
（診断、治療、地域連携）

家族会
（当事者・家族の支援）

患者さんと家族

地域福祉施設
（職業能力向上、社会生活能力・職業準備性向上）

就労支援機関
（就労支援）

❷ 地域全体の「支援する力」の向上をめざす

■定期的な勉強会・事例検討会の開催

　当院では、周辺の病院や施設と定期的な勉強会・事例検討、会議を実施しています（図2）。多職種や他施設のことを知り、施設や職種が違っても気軽に**相談し合える関係**づくりをめざして取り組んでいます。

　事例検討会や勉強会を定期的に行うことは、地域全体の**支援する力を向上**させることにもつながります。

▶当院では2007年以降、1年に2～3回のペースで、1回あたり90～120分程度の勉強会を継続している（2020年以降は COVID-19の影響により中止）

図2 定期的な勉強会・事例検討会や会議の開催

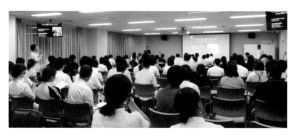

● 地域の多職種との合同勉強会（事例検討会）
● 多職種がかかわることで、途切れない支援が
　実施できるようになる

■支援マップの作成

　また、東京都北多摩南部医療圏（東京慈恵会医科大学附属第三病院）の取り組みとして、**高次脳機能障害支援マップ**（支援マップ）があります（図3）。支援マップは、高次脳機能障害に対応する相談機関・施設・病院などの情報を地図にまとめたもので、各施設の利用条件や活動内容、送迎の有無などがわかりやすく掲載されています。

▶支援マップは、当事者・家族・支援者すべての人が参考にできるようなわかりやすいものとするのが理想

図3 高次脳機能障害支援マップの例

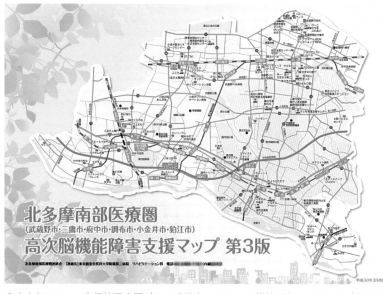

北多摩南部医療圏
（武蔵野市・三鷹市・府中市・調布市・小金井市・狛江市）
高次脳機能障害支援マップ 第3版

©東京都北多摩南部医療圏

● 東京都では、二次保健医療圏ごとの連携ネットワーク構築が行われている（市区町村単位では対応しきれない場合があるため）
● 紹介したマップは、施設の所在地、利用条件や送迎の有無、活動内容などがわかりやすく掲載されているのが特徴

PART **4**

地域支援ネットワーク

Aさん（40歳代、男性）は、交通事故により、外傷性脳損傷を呈した患者さんで、**注意障害・記憶障害・遂行機能障害・感情コントロール低下**が生じています。急性期治療後、病院でのリハビリテーションを介して自宅退院しました。

事故後、Aさんは「前の職場は退職し、新しい職場で働きたい」と、新規の就労を希望していました。しかし、退院時のAさんの状況は「ADLは自立しているものの、スケジュール管理や対人関係能力・自己病識が難しく、退院後すぐの就労は難しい」と考えられ、生活リズムや職業準備性向上を目標に、**生活訓練施設に通所**することとなりました。

約1年後、職業準備性が向上したAさんは、就労をめざし、**就労支援施設へ通所**。その2年後、**障害者雇用**で一般企業に就労可能となりました。

企業への就労にあたっては、**ジョブコーチ**（職場適応援助者）がかかわり、周囲への説明や手順書・マニュアル作成など、Aさんの障害に合わせて働きやすい環境を整えたことから、就労後2年継続して勤務できています。

目標である社会参加に向け、病院だけでなく地域・社会へと途切れのない支援を行い、さまざまな専門職種がかかわることの大切さが、Aさんのケースのポイントとして挙げられます。

▶ジョブコーチ（職場適応援助者）：障害者に対しては「職場の従業員とのかかわり方・効率よい作業の進め方などのアドバイス」を、事業主に対しては「本人が力を発揮しやすい作業の提案、障害特性をふまえた仕事の教え方などのアドバイス」を行うスタッフ。高齢・障害者・求職者雇用支援機構や厚生労働大臣が認めるNPOなどが行っている「職場適応援助者養成研修」を修了すると、ジョブコーチとして支援を行うことができる

❸ 役立つネットワーク構築のためには「適切な目標設定」が不可欠

若年の患者さんは、病院を退院することが目標ではなく、社会参加が目標となります。

病棟生活をとおして、患者さんができること／できないことを見きわめ、「退院後すぐの社会参加は難しい」と予想される場合には、地域施設に移行（バトンタッチ）していくことが必要となります。

看護師や療法士は、障害を見落とさないための**行動観察**や、できること／できないことの見きわめを行い、多職種チームで共有したうえで、患者さんの能力に適した地域施設の検討や、情報提供を行うことが大切となります。

（秋山尚也）

文献
1．中島八十一：日本における高次脳機能障害者支援システムの構築. 高次脳機能研究 2011；31（1）：1-7.
2．秋山尚也, 片桐伯真：高次脳機能障害 地域包括ケア時代の脳卒中慢性期の地域リハビリテーション. メジカルビュー社, 東京, 2016：103-115.
3．渡邉修：急性期および回復期病院の高次脳機能障害者に対する地域連携の在り方. 臨床リハ 2014；23（11）：1036-1041.

Column：患者さんの「権利擁護」とは

高次脳機能障害により、判断能力が十分でない方の日常生活上の権利を守り、安心して地域生活が送れるよう「成年後見制度」「日常生活自立支援事業」（地域福祉権利擁護事業）があります。

■成年後見制度

成年後見制度は、自分で判断することができにくくなった方に代わって法律行為を行ったり、法律行為の実施を手助けしたりする人を選任する制度です。福祉サービス利用のために必要な各種契約を進めるときや、悪徳商法や虐待などから対象者を守るためなどに使用されます。

対象者の居住地（住民票所在地）の家庭裁判所に、本人や配偶者・四親等内の親族、区市町村長が申し立てを行うと、以下に示す「法定後見の3類型」にそって適用が判断されます。

なお、判断能力がなくなったときのため、あらかじめ任意後見人を定める「任意後見」制度もあります。任意後見は、公証役場で手続きします。

表	法定後見の3類型

①後見（常に判断能力に欠ける場合）
②保佐（判断能力が著しく低下している場合）
③補助（判断能力が不十分な場合）

■日常生活自立支援事業（地域福祉権利擁護事業）

日常生活自立支援事業は、高次脳機能障害によって判断能力が十分でない方の「お金の管理（印鑑・通帳の管理や保管）」「役所の手続き（福祉サービスの利用援助）」などを支援してくれる制度です。

区市町村の社会福祉協議会に申請する必要があります。

（内田美加）

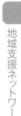

PART
4
地域支援ネットワーク

支援拠点機関

❶ 支援拠点機関は各都道府県に1か所以上設置されている

　高次脳機能障害支援普及事業は、2006年に障害者自立支援法の施行に伴って開始されました。これは、各都道府県に支援拠点機関を設置し、診断やリハビリテーション方法、社会参加や生活・就労の支援を行うというものです。

　全国の支援拠点機関のなかで、最も中核的な役割を担っているのが、**国立障害者リハビリテーションセンター**です（図1）。高次脳機能障害に関する情報をホームページ上でも多く発信しているため、参考にしてみてください。

図1 支援拠点機関の働き

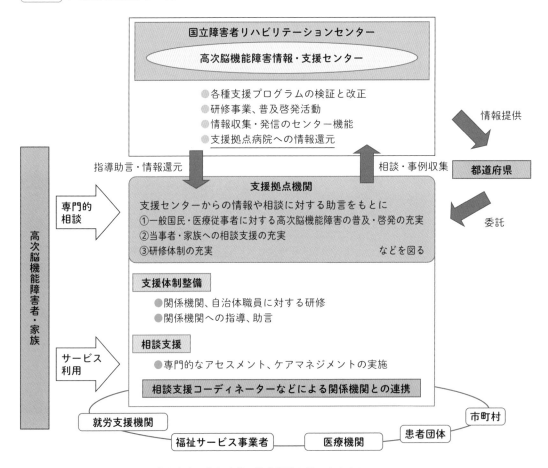

厚生労働省：令和2年版 厚生労働白書—令和時代の社会保障と働き方を考える—.
https://www.mhlw.go.jp/content/000735866.pdf（2021.8.25アクセス）. より引用

❷ 支援拠点機関には「コーディネーター」が常駐している

各都道府県の医療機関や障害者福祉施設などに定められた**支援拠点機関に**は、**相談支援コーディネーター**（コーディネーター）と呼ばれる相談員が配置されています。

コーディネーターの役割は「地域における高次脳機能障害者支援の普及を図ること」です。

▶コーディネーターは、社会福祉士、精神保健福祉士、保健師、作業療法士などが担当していることが多い

事例で見る　「支援拠点機関（コーディネーター）」活用のポイント

Ａさん（50歳代）は入院後、高次脳機能障害の後遺症により、**計画的に物事を進めることが難しく**なったことから、もともと働いていた業務への復帰が難しくなりました。復職を望んでいたＡさんは、強い不安と混乱に陥ったため、多職種チームで相談し、高次脳機能障害支援普及事業支援拠点機関における**相談支援コーディネーター**（以下コーディネーター）を紹介することとなりました。

コーディネーターは、医療機関ではフォローしきれない患者さんの**生活課題にアプローチ**してくれる支援者となります。コーディネーターが、地域・家族・職業生活などの悩みに関する相談窓口として機能してくれることとなり、困っていることを整理できたことで、Ａさんの漠然とした不安は軽減され、前向きな発言が増えました。

計画的に物事を進めることが難しいＡさんは、1人で手続き（**精神保健福祉手帳の取得**）を行うことに大きな不安をもっていたため、コーディネーターが伴走し、手続きが完了するまで見守ってくれました。

同時にコーディネーターは、職場にも働きかけを行いました。その結果、精神保健福祉手帳を取得したＡさんに対して、職場も理解を示し「なるべくＡさんができそうな業務を切り出して工夫する」「コーディネーターの助言を参考に、ジョブコーチの活用を検討する」などの対応をとりました。その結果、Ａさんは**復職をはたす**こととなりました。

---

❸ 支援者間で「進捗状況の情報」も共有するのが理想

病院や施設とコーディネーターが連携するポイントは、本人・家族などの同意のもと、**進捗の情報を共有**することだと思います。

記憶障害・注意障害・遂行機能障害といったハンディキャップがある場合、患者さん本人に進捗状況を確認するのが難しいこともあります。患者さんが「コーディネーター（または病院・施設）が、自分の状況をわかってくれない」などと誤解していることもあります。

傷つき体験は、対人不信などに結びつき、当事者・支援者ともに**精神的に消耗**してしまう可能性がありますので、支援者間でコンセンサスをとり、支援計画を実施していくことが望まれます。

（内田美加）

PART
4
地域支援ネットワーク

支援拠点機関以外の
さまざまな相談窓口

❶ 患者さんの「医療以外の悩み」を解決する

　患者さんが安心して地域生活を送るためには、「餅は餅屋」で、それぞれの職種が得意分野で力を発揮することが求められます。病院と施設の連携はもちろんのこと、病院内の連携も深めていくことが大切です。

　ここでは、地域での各種相談窓口についてまとめます。

❷ 市区町村の相談窓口

■役所の社会福祉担当課

　社会福祉担当課は、**各自治体の役所**に設置されています。**障害者手帳**の申請窓口です。手帳活用のためのパンフレットなどの取り扱いもあります。

　「どこに相談したらよいかわからないこと」や、より「専門的な相談をしたい」場合、社会福祉担当課に相談すると、適切な相談窓口を紹介してもらうことができます。

■精神保健福祉センター、保健所・保健センター

　精神保健福祉センターは、**各都道府県**（政令指定都市）に設置され、中核的な精神保健福祉推進窓口としての機能を担っています。

　保健所・保健センターは、**市町村**に設置されています。こころの病気やそれにまつわる困りごとの相談窓口として機能しています。保健所・保健センターには、高次脳機能障害に対する知識の普及や、当事者・家族への支援の入口としての役割もあります。

　これらの窓口では、精神保健福祉士・臨床心理士などの専門家が、必要な支援に関する情報提供なども行っています。

▶支援のポイント：ポスターは「患者さん・家族がよく見る場所」に掲示する

事例で見る 「保健所」活用のポイント

　40歳代の男性Ａさんは、けがをきっかけに、高次脳機能障害を抱えて生活していくこととなりました。しかし、Ａさんの妻であるＢさんは、育児をしながら、障害をもつ夫との生活を続けていけるのか、自信がもてずに悩んでいました。

　そんなとき、病院待合の掲示板で、保健所で開催される高次脳機能障害の家族教室のポスターを見たＢさんは、家族教室に参加してみました。

　患者さんへの接し方を知り、同じ境遇の仲間と知り合う機会ができたことで、Ｂさんは、心がずいぶん軽くなったと看護師に話してくれました。

高次脳機能障害者・家族を支援する教室や集い、相談会などのポスター・チラシは、日ごろから患者さんの目に届く場所へ配置することが大切です。患者会会報誌や入会方法の案内なども同様の配慮が必要です。

❸ 福祉サービスの相談窓口

■障害者相談支援事業所

介護保険における**ケアマネージャー**（介護支援専門員）という言葉は広く浸透しており、患者さんやご家族も聞いたことがあるのではと思います。ケアマネージャーは、介護保険サービスを受けるに当たって、介護保険対象者**の日常生活上の困りごと**を聞き、フォーマル・インフォーマルな福祉サービス調整の相談に乗ってくれます。障害福祉分野においては、**障害者相談支援専門員**が同様の職務に当たります。

障害者相談支援事業は、障害のある人がその人らしく自立した日常生活・社会生活を営むことができるよう、身近な市町村を中心として実施されています。一般的な相談をしたい場合、具体的にサービス支援計画を立ててほしい場合、入所施設や精神科病院などから地域生活に移行したい場合、18歳未満の障害児の場合など、それぞれのニーズに応じ、障害のある方の福祉に関するさまざまな問題について相談に応じ、必要な情報提供、サービス利用や**権利擁護**について一緒に考えてくれます（図1）。

図1 障害者相談支援事業所の役割

計画相談支援	地域相談支援	障害児相談支援
●サービス利用支援 ●継続サービス利用支援	●地域移行支援 ●地域定着支援	●障害児支援利用援助 ●継続障害児支援利用援助

■地域包括支援センター

65歳以上の対象者が、可能な限り住み慣れた地域で暮らし続けることができるよう、対象地域住民の**見守り窓口**として機能しています。

自立しており、福祉サービスの必要性がないと思われる方であっても、地域のよろず福祉相談窓口として地域包括支援センターを案内することはとても大切です。実際に相談するかどうかは本人が決めることですが、いざ困ったときに「そういえば…」と思い出してもらえるような働きかけが大切です。

地域包括支援センターの役割を表1に示します。

PART

4

地域支援ネットワーク

表1	地域包括支援センターの役割	
介護予防ケアマネジメント	●要支援者のケアプランを作成する ●地域サロンや健康教室の開催を行っている場合もある
総合相談支援	●介護保険をはじめとするあらゆる支援につなげる
権利擁護	●成年後見制度活用や虐待対応を行う ●悪質な訪問販売による消費者被害の防止も担う
包括的・継続的ケアマネジメント	●地域ネットワークの調整を行う ●ケアマネージャーの後方支援を行う

事例で見る 「地域包括支援センター」活用のポイント

　軽度の高次脳機能障害をもつCさん（70歳）は、介護保険を申請したところ、要支援1と認定されました。独居生活で、地域とのつながりは「あいさつ程度」という状況だったため、Cさん了解のもと管轄の地域包括支援センターへ連絡し、週1回の通所リハビリテーションを開始することとしました。

　Cさんも、遠方で暮らす親族も、相談窓口ができたことで、安心して暮らしています。

❹ 就労の相談窓口

■労災保険相談ダイヤル（労働基準監督署）

　労災保険相談ダイヤルは、都道府県労働局・**労働基準監督署**に設置されている相談窓口です。

　労働者の**業務中・通勤途中の事故**に関する困りごとなど、労働災害に関する相談窓口です。全国にある労働基準監督署は、厚生労働省ホームページなどで参照することが可能です。

▶労災保険相談ダイヤル：
☎0570-006031
（平日9〜17時）

事例で見る 「労働基準監督署」活用のポイント

　Dさんは、仕事中の事故で医療機関にかかることとなりました。受診時、Dさんの問診を行っていた看護師が、Dさんに労災保険の知識がないことに気づき、医事課へ問い合わせたところ、「仕事中の事故は労災保険の適用だが、病院受付では申し出がなかった」との回答でした。そこで看護師は、Dさんに声をかけ「まずは会社に報告すること」「必要に応じ、労働基準監督署を活用すること」を助言しました。

　Dさんの場合、まだ高次脳機能障害があるとわかっているわけではありません。しかし、診療がスタートする時点から看護師が機転を働かせることは、患者さんの利益につながります。場合によっては**労災隠し**と呼ばれる不正行為を防ぐことにつながるのです。

▶労災事故と認定された場合、治療には労災保険が使用される（自己負担額がない）。生活費の保障も受けられる

■ハローワーク（公共職業安定所）

　求職活動や**失業保険**の申請窓口です。障害について専門的な知識をもつ担当者が配置されており、「どのような仕事に向いているのかわからない」「長く続けるためにはどうしたらいいか」「障害者を対象とした求人はあるか」など、求職に関する幅広い相談窓口となっています。

　相談内容によっては、職業能力や仕事の適性などを相談できる**地域障害者職業センター**などの案内も受けられます。

■障害者就業・生活支援センター

　障害者の継続就労を目的として、障害者に対して「身近な地域において、就業面と生活面を一体化した支援を展開する」相談窓口で、全国に300か所以上設置されています。

　自立・安定した職業生活をめざすため、センター窓口での相談や職場・家庭訪問での相談も可能で、利用期限の定めもありません。

❺ 交通事故の相談窓口

■交通事故被害者ホットライン（NASVA）

　交通事故被害者ホットラインは、独立行政法人自動車事故対策機構（NASVA）によって運営される相談窓口です。交通事故にあった方の困りごとや、損害保険、紛争処理などの相談窓口を紹介します。

■日弁連交通事故相談センター

　弁護士が、交通事故の民事上の法律問題に対し、公正・中立の立場で無料電話相談（10分程度）や無料対面相談（30分程度5回まで）を行っています。

　高次脳機能障害面接相談も設けられており、自動車事故を起因とする損害賠償問題の対面相談ができる相談所もあります。

（内田美加）

▶ NASVAのホームページ（https://www.nasva.go.jp/）には、高次脳機能障害に関する各種相談窓口を紹介するページも設置されている

▶ 日弁連交通事故相談センターホームページ https://n-tacc.or.jp/

PART 4

地域支援ネットワーク

文献

1．全国社会福祉協議会 編：障害福祉サービスの利用について 2018年4月版．https://www.mhlw.go.jp/content/12200000/000501297.pdf（2021.9.21アクセス）．

地域支援
ネットワーク
3

家族会（当事者団体）

❶ 家族会はピアサポートの場として大きな役割をもつ

　家族は、退院後の患者さんと24時間ともに生活します。片時も目を離せないこともあり、徐々に精神的負担も増大していきます。

　患者さんも、退院後の生活が不明瞭なことから、漠然とした不安を抱えていることが多いです。障害認識が改善してくると、徐々に**発症前とのギャップ**から落ち込んでしまう患者さんも少なくありません。

　患者さんは退院後、「できると思っていたことがうまくできない」現実に直面し、落ち込みます。そのような患者さんと24時間生活をともにする家族は、精神的疲労や不安に陥りやすくなります。だからこそ、退院後も専門家による継続的な支援が必要となるのです。

　上記のような「患者さんや家族の悩み」を共有し、情報交換などを行う活動の場として、各地区に当事者団体（家族会）があります。

▶NPO法人日本高次脳機能障害友の会に加盟している団体は、2021年の段階で全国で59（正会員19、準会員40）ある

❷ 患者さんと家族を「患者会とつなぐ」のは、医療者の役割

　当院の所在地である静岡県には、患者会「脳外傷友の会しずおか」があります。「脳外傷友の会しずおか」では、県内3か所（東部・中部・西部）で月1回、当事者・家族を対象にした勉強会が開催されています。

　勉強会は、家族が主体となり、作業療法士、支援コーディネーター、リハビリテーション科医師が支援者としてかかわります。毎回、当事者・家族を合わせ20人以上が参加しています。勉強会の場では、作業活動、レクリエーション、ピアカウンセリングなどが行われています（図1）。

▶ピアカウンセリング：同じ立場・境遇にある人同士が、対等な立場で悩みや不安を話し、共感し合いながら、解決策を見出していくこと

　図1　家族会の様子（例）

定期勉強会の様子

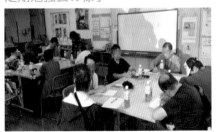

クリスマス会の様子

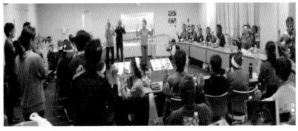

＊2020年以降は、COVID-19の影響により、1箇所に集まって行う勉強会などは中止している

■家族会にかかわる医療者が注意すべきこと

　家族会は、**支援者によるサポート**を必要としてくれています。しかし、支援者の過剰な介入は、当事者・家族を含めた家族会全体の意思決定や**自主性を妨げる**ことや、地域格差を生むことにつながってしまう危険性につながります。

　家族会が中心となり、**有能感**をもちながら運営していけるよう、縁の下の力持ちとして、後方からサポートすることが必要だと筆者は考えています。

❸ 患者さん・家族の不安が高まるのは「生活の場が移る」とき

　生活の場が病院から地域へ移行するときには、患者さん・家族の不安が高まりやすく、同じような悩みや経験をした当事者・家族の**ピアサポート**は、**心理的側面への支援**として大切です。

　支援者は、家族会の情報を把握したうえで、入院・外来の患者さん・家族に対し、必要に応じて家族会を紹介し、希望があれば患者さん・家族が不安なく参加できるよう、家族会と連絡をとって情報提供を行い、連携を図っていく必要があります。

■近くに家族会がない場合

　患者さんの居住地の近くに患者会がない場合、まずは電話などで問い合わせするように勧めましょう。ほとんどの家族会では、電話でも相談に乗ってくれます。

　また、家族会以外にも、**病院の相談室**や**支援拠点機関**でも相談に乗ってくれます。

（秋山尚也）

▶家族会を紹介するにあたり、まずは見学することを勧めるとよい

▶患者さん自身が「現在困っていることがないから」と家族会に興味を示さない場合、家族だけでも参加できる。電話でも相談に乗ってくれることを伝えるとよい

▶家族が家族会へ相談するか迷っている場合は無理に勧めず、まずは周囲の親しい人や病院・施設のスタッフに相談し、段階的に相談するよう働きかけるのもよい

PART 4
地域支援ネットワーク

文献

1. 秋山尚也, 片桐伯真：高次脳機能障害 地域包括ケア時代の脳卒中慢性期の地域リハビリテーション. メジカルビュー社, 東京, 2016：103-115.
2. 渡邉修：急性期および回復期病院の高次脳機能障害者に対する地域連携の在り方. 臨床リハ 2014；23(11)：1036-1041.

利用できる各種サービス
を把握しよう

　高次脳機能障害のある患者さんは、長期にわたって医療・福祉サービスを受けることが可能です。代表的なサービスについて把握しておくと、患者さんや家族へスムーズに情報提供することが可能となります（図1）。

（内田美加）

図1　利用可能な代表的なサービス

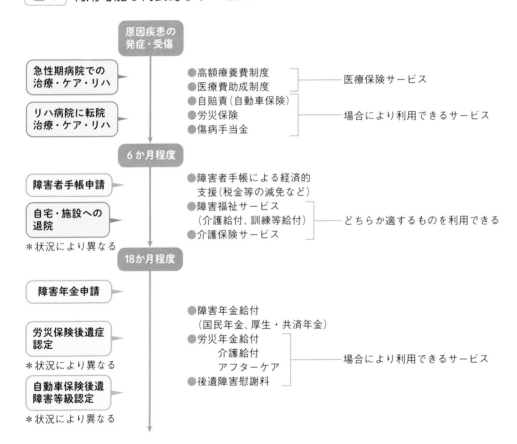

障害者手帳

❶ 障害者手帳には3種類ある

　障害者手帳とは、根拠となる法律はそれぞれ異なりますが、身体障害者手帳、療育手帳、精神障害者保健福祉手帳の3種類の総称です（表1）。

　高次脳機能障害は、障害の程度により「器質性精神障害」として「**精神障害者保健福祉手帳**」の対象となります。

　身体に永続する障害がある場合には「**身体障害者手帳**」の対象となります。

　なお、18歳以前の傷病やけがによる高次脳機能障害が、発達期の知的障害と認定された場合には、18歳以降も「**療育手帳**」の対象となります。

　ここでは、主に精神障害者保健福祉手帳を中心に解説していきます。

▶別の種類の手帳を複数取得すること（身体障害者手帳と療育手帳など）も可能

表1　障害者手帳の種類（厚生労働省ホームページ）

	身体障害者手帳	療育手帳	精神障害者保健福祉手帳
根拠	身体障害者福祉法 （昭和24年法律第283号）	療育手帳制度について （昭和48年厚生事務次官通知） ※通知に基づき、各自治体において要綱を定めて運用	精神保健及び精神障害者福祉に関する法律 （昭和25年法律第123号）
交付主体	都道府県知事 指定都市の市長 中核市の市長	都道府県知事 指定都市の市長	都道府県知事 指定都市の市長
障害分類	●視覚障害 ●聴覚・平衡機能障害 ●音声・言語・咀嚼障害 ●肢体不自由（上肢不自由、下肢不自由、体幹機能障害、膿原性運動機能障害） ●心臓機能障害 ●腎臓機能障害 ●呼吸器機能障害 ●膀胱・直腸障害 ●小腸機能障害 ● HIV 免疫機能障害 ●肝機能障害	●知的障害	●統合失調症 ●気分（感情）障害 ●非定型精神病 ●てんかん ●中毒精神病 ●**器質性精神障害（高次脳機能障害を含む）** ●発達障害 ●その他の精神疾患
所持者数	5,054,188人（令和元年度）	1,151,284人（令和元年度）	1,135,450人（令和元年度）

麻痺や構音障害が残った場合は、身体障害者手帳も併せて取得できる

利用できる制度

❷ 手帳によるメリットを正しく伝える

　患者さんのなかには、手帳を取得することで「何か不利益が生じるのではないか」「会社や学校に知られてしまうのではないか」「進学や就職に制限がかけられるのではないか」とためらう方がおられます。

　しかし、実際には、各種割引やサービスが受けられるなど、メリットのほうが多いと思います。**障害が軽減**されれば**返納**または更新しないといった手続きもできるので、伝え方を工夫してみましょう。

　就職・復職を希望する患者さんが手帳を取得していれば、**障害者雇用率制度**において、法定雇用率にカウントされるため、事業者にとってもメリットとなります。事業規模によって法定雇用率へのカウント数は異なりますが、事業主の義務であるため、違反者には罰則が生じるのです。

▶伝え方の例：「これからの人生のパスポートと考えてみてください」など

表2	精神障害者保健福祉手帳による主なメリット（2021年4月時点）

主な公的支援	公共料金の割引	●医療費の助成（自立支援） ●NHK受信料の減免 ●公共施設の使用料の減額　など
	税金の控除・減免	●所得税、住民税、相続税の控除 ●自動車税、自動車取得税の減免（1級のみ）
	生活費に関すること	●生活福祉基金の貸付 ●心身障害者扶養（共済）制度
	就労に関すること	●雇用保険延長手続 ●障害者雇用枠への応募 ●障害者職場適応訓練　など
民間サービス		●携帯電話の使用料の減額 ●交通機関の使用料の割引 ●レジャー施設の割引 ●映画館、スポーツ観戦、カラオケなどの割引　など

❸ 早期に「手帳の取得」に関する情報を提供する

　各種福祉手帳の取得にあたっては、一定の基準を満たした医師の診断が必要です。

　おおむね**急性期・回復期**の医療機関には、有資格者の医師が在籍していますが、医療機関の規模などによっては、診断書を書くことができる医師が在籍していない場合もあります。そのため、何年も手帳を取得しないまま経過し、自立支援の機会を逸してきた患者さんもおられます。

　このような事態を避けるためにも、けがや傷病の「発症早期にかかわる医療機関」での情報提供は、非常に大切です。発症早期から**高次脳機能障害の可能性**が指摘されている場合には、おおよそ半年をめやすに、手帳の取得が可能か相談するよう、声をかけましょう。

▶具体的な内容は、受診中の医療機関のMSWや、居住地の市町村担当窓口に尋ねること

手帳の取得について押さえておきたいことを、表3にまとめます。

（内田美加）

表3 「障害者手帳」取得に関して押さえておきたいこと

身体障害者手帳	対象	一定以上で永続する身体障害者福祉法別表に掲げる障害があるもの
	障害の種類	●視覚障害　　　　　　　●聴覚または平衡機能の障害 ●音声機能、言語機能または咀嚼機能の障害 ●肢体不自由　　　　　　●心臓、腎臓または呼吸器の機能の障害 ●小腸の機能の障害　　　●膀胱または直腸の機能の障害 ●肝臓の機能の障害　　　● HIV による免疫の機能の障害
	障害の級	障害の種類別に1級から6級
	申請に必要な書類	①申請書（市町村の担当窓口・ホームページで入手できる） ②診断書・意見書（身体障害者福祉法第15条第1項に規定する医師が記載したもの） ③本人の写真
精神障害者保健福祉手帳	対象	●精神疾患（高次脳機能障害を含む）により、長期にわたって社会生活や日常生活に支障があり、初診から6か月以上経過している方
	障害の程度	①精神障害であって、日常生活の用を弁ずることを不能ならしめる程度のもの ②精神障害であって、日常生活が著しい制限を受けるか、または日常生活に著しい制限を加えることを必要とする程度のもの ③精神障害であって、日常生活もしくは社会生活が制限を受けるか、または日常生活もしくは社会生活に制限を加えることを必要とする程度のもの
	申請に必要な書類	①申請書（市町村の担当窓口・ホームページで入手できる） ②診断書（精神保健指定医または精神障害の診断治療を行う医師、精神科以外で高次脳機能障害の受診をしている場合は、その専門の医師が記載したもの）または精神障害による障害年金受給中の場合、証書等の写し ③本人の写真
	有効期限	●交付日から2年経過する月の末日。引き続き手帳を希望する場合には更新手続きが必要

福祉サービス

❶ 高次脳機能障害の原因疾患や年齢によって使える制度が異なる

　高次脳機能障害のある患者さんは、退院後、家庭や社会・学校への復帰に向けて福祉サービスを利用できます。利用できる福祉サービスは、原因疾患や患者さんの年齢などによって異なります。高次脳機能障害の患者さんの場合、「**脳血管疾患か、それ以外か**」によって対応が大きく異なることに注意が必要です（図1）。

図1　福祉サービス選択のながれ

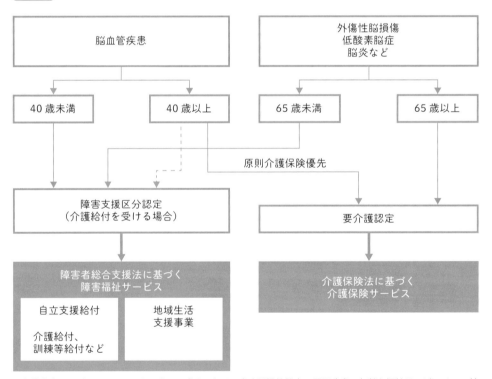

国立障害者リハビリテーションセンター：成人における高次脳機能障害の原因疾患・年齢と福祉サービス. http://
www.rehab.go.jp/brain_fukyu/how05/（2021.9.30アクセス）. より引用

② 「障害者総合支援制度」に基づく福祉サービス

　障害者総合支援制度に基づく福祉サービスは、**障害福祉サービス**と**地域生活支援事業**の2つに大別されます。それぞれ申請方法や利用期限が異なることがあるため、病院の相談員、役所、高次脳機能障害支援拠点機関、障害者相談支援事業所などに聞いてみるとよいでしょう。

■障害福祉サービス（表1）

　障害福祉サービスには、**介護給付**と**訓練等給付**の2種類があります。

表1 障害福祉サービスの体系

者＝障害者　児＝障害児

訪問系	介護給付	居宅介護（ホームヘルプ）者 児	自宅で、入浴、排泄、食事の介護等を行う
		重度訪問介護 者	重度の肢体不自由者または重度の知的障害もしくは精神障害により行動上著しい困難を有する者であって常に介護を必要とする人に、自宅で、入浴・排泄・食事の介護、外出時における移動支援、入院時の支援などを総合的に行う
		同行援護 者 児	視覚障害により、移動に著しい困難を有する人が外出するとき、必要な情報提供や介護を行う
		行動援護 者 児	自己判断能力が制限されている人が行動するときに、危険を回避するために必要な支援、外出支援を行う
		重度障害者等包括支援 者 児	介護の必要性がとても高い人に、居宅介護など複数のサービスを包括的に行う
日中活動系		短期入所（ホームステイ）者 児	自宅で介護されている人が病気の場合などに、短期間、夜間も含めて、施設で入浴、排泄、食事の介護などを行う
		療養介護 者	医療と常時介護を必要とする人に、医療機関で機能訓練、療養上の管理、看護、介護および日常生活の世話を行う
		生活介護 者 児	常に介護を必要とする人に、昼間、入浴、排泄、食事の介護などを行うとともに、創作的活動または生活活動の機会を提供する
施設系		施設入所支援 者	施設に入所する人に、夜間や休日、入浴、排泄、食事の介護などを行う
居宅支援系		自立生活援助 者	一人暮らしに必要な理解力・生活力などを補うため、定期的な居宅訪問や随時の対応により日常生活における課題を把握し、必要な支援を行う
		共同生活援助（グループホーム）者	夜間や休日、共同生活を行う住居で、相談、入浴、排泄、食事の介護、日常生活上の援助を行う
訓練系・就労系	訓練等給付	自立訓練（機能訓練）者	自立した日常生活または社会生活ができるよう、一定期間、身体機能の維持、向上のために必要な訓練を行う
		自立訓練（生活訓練）者	自立した日常生活または社会生活ができるよう、一定期間、生活能力の維持、向上のために必要な支援、訓練を行う
		就労移行支援 者	一般企業などへの就労を希望する人に、一定期間、就労に必要な知識および能力の向上のために必要な訓練を行う
		就労継続支援（A型）者	一般企業などでの就労が困難な人に、雇用して就労の機会を提供するとともに、能力などの向上のために必要な訓練を行う
		就労継続支援（B型）者	一般企業などでの就労が困難な人に、就労する機会を提供するとともに、能力などの向上のために必要な訓練を行う
		就労定着支援 者	一般就労に移行した人に、就労に伴う生活面の課題に対応するための支援を行う

厚生労働省：サービスに係る自立支援給付等の体系. https://www.mhlw.go.jp/stf/seisakunitsuite/bunya/hukushi_kaigo/shougaishahukushi/service/naiyou.html（2021.9.30アクセス）.

介護給付には、自宅で身の回りの支援をしてもらいたい場合に使う**居宅介護**、施設などで日中活動を行いながら必要な介護をしてもらいたい場合に使う**生活介護**などがあります。

訓練等給付には、生活を整えたり生活力をつけたりしたい場合に使う**自立訓練**、一般就労に向けたステップとしたい場合に使う**就労移行支援**、一般就労は難しいが働く意欲を生かした仕事がしたい場合に使う**就労継続支援**などがあります。

■地域生活支援事業

高次脳機能障害と、その関連障害に関する支援普及事業は、**都道府県**が実施する地域生活支援事業として位置づけられ、専門的な相談支援、関係機関との支援ネットワークの充実を目指して行われています。

生活支援事業は、必須事業と地域が自主的に取り組む事業に大きく分かれます。このうち、必須事業には、**移動支援事業**、**地域活動支援センター機能強化事業**などが含まれます。

移動支援事業は、1人での外出が困難な障害者の余暇活動・社会参加のためにヘルパーを派遣し介助するものです。地域活動支援センター機能強化事業は、仲間づくりや日中活動の場を提供するものです。

▶移動支援事業は、余暇活動や社会参加活動、公的外出などに使えるが、原則として、通学・通勤には使えない

▶地域活動支援センターを利用する際は、費用の一部を対象者が負担する必要がある

③ 「介護保険制度」に基づく福祉サービス

65歳以上の方、40〜64歳までの法に定める**特定疾病**を原因とする方を対象とする制度です。特定疾患のなかに、脳血管疾患が含まれているため、高次脳機能障害のある患者さんは利用可能です。

認定結果（自立・要支援・要介護）に応じた福祉サービスを利用できますが、まずは役所の担当窓口に申請を行い、**介護認定**を受けることが必要です。

原則として、障害者総合支援制度より優先されますが、介護保険制度外の福祉サービスは併用が可能です（表2）。

（内田美加）

▶介護保険制度以外の福祉サービス：自立訓練や就労移行支援など

表2 福祉サービスの体系

	都道府県・政令市・中核市が指定・監督を行うサービス	市町村が指定・監督を行うサービス

介護給付を行うサービス

居宅介護サービス

- **訪問サービス**
  - ・訪問介護（ホームヘルプサービス）
  - ・訪問入浴介護
  - ・訪問看護
  - ・訪問リハビリテーション
  - ・居宅療養管理指導

- **通所サービス**
  - ・通所介護（デイサービス）
  - ・通所リハビリテーション

- **短期入所サービス**
  - ・短期入所生活介護（ショートステイ）
  - ・短期入所施設サービス

- ・特定施設入居者生活介護
- ・福祉用具貸与

居宅介護支援

施設サービス
- ・介護老人福祉施設
- ・介護老人保健施設
- ・介護療養型医療施設

地域密着型介護サービス
- ・定期巡回・随時対応型訪問介護看護
- ・夜間対応型訪問介護
- ・認知症対応型通所介護
- ・小規模多機能型居宅介護
- ・看護小規模多機能型居宅介護
- ・認知症対応型共同生活介護（グループホーム）
- ・地域密着型特定施設入居者生活介護
- ・地域密着型介護老人福祉施設入所者生活介護
- ・複合型サービス（看護小規模多機能型居宅介護）

予防給付を行うサービス

介護予防サービス

- **訪問サービス**
  - ・介護予防訪問入浴介護
  - ・介護予防訪問看護
  - ・介護予防訪問リハビリテーション
  - ・介護予防居宅療養管理指導

- **通所サービス**
  - ・介護予防通所リハビリテーション

- **短期入所サービス**
  - ・介護予防短期入所生活介護（ショートステイ）
  - ・介護予防短期入所療養介護

- ・介護予防特定施設入居者生活介護
- ・介護予防福祉用具貸与

地域密着型介護予防サービス
- ・介護予防認知症対応型通所介護
- ・介護予防小規模多機能型居宅介護
- ・介護予防認知症対応型共同生活介護（グループホーム）

介護予防支援

上記の他、居宅介護（介護予防）福祉用具購入費の支給、居宅介護（介護予防）住宅改修費の支給、市町村が行う介護予防・日常生活支援総合事業がある

医師が作成する
診断書・意見書

❶ 障害者手帳を申請するときは「医師の診断書」が不可欠

　麻痺や視覚・聴覚・内臓機能などの身体障害がある患者さんは、**身体障害者手帳**の申請が可能です。

　一方、**高次脳機能障害**は、行政上の診断基準では「器質性精神障害」に位置づけられるため、**精神障害者保健福祉手帳**を申請できます。この手帳によって、ヘルパー派遣、生活の自立に向けた生活訓練、職業訓練、医療・税金の優遇や障害年金の給付、障害者施設入所など、さまざまなサービスが受けられます。

▶身体障害者手帳は発症6か月以内でも診断できる場合があるが、精神障害者保健福祉手帳は初診日から6か月以上経過してからの診断が必要

■障害者手帳申請に必要な診断書を作成できる医師は限られている

　申請には医師の診断書が必要ですが、精神科を標榜していなくても、高次脳機能障害の診療を行っているリハビリテーション科、脳神経内科、脳外科の医師でも作成が可能です。

　障害者手帳申請中から、居住地の障害者支援相談所との連絡のとり方を伝え、先方とも情報共有して関係性を築いておきましょう。

❷ 就労・就学支援では「診断書や意見書」が重要な役割をはたす

　学校や勤務先へ提出する意見書や診断書は、患者さんと先方との間をつなぐ大切な**コミュニケーションツール**です。

　就学先では、これらの書類が、普通教育に**少人数支援**を手厚く加えるための要となります。

　就労復帰の場合、配置転換が不可能な就労先であっても、雇用形態を**障害者雇用**に切り替えることで、慣れた職場に残れるチャンスをつくることにもなります。

　診断は、「当面1年間」などの区切りを明白にして、回復状況の再評価をする旨も伝えておきます。期間を限定することで、配置転換そのもののステップアップにつなげていくチャンスも広げます。

▶診断書・意見書は、障害を伝えるだけではなく「この業務ならできる」「ダブルチェックが入ればここまで可能」といった前向きな内容で作成する

（小川美歌）

医療費の支援

❶ 公的医療保険

■年齢層によって自己負担金は異なる

　日本は**国民皆保険制度**となっています。70歳未満は3割負担（義務教育および就学前は2割）、70〜74歳は2割負担（現役並み所得者は3割）、75歳以上は**後期高齢者医療制度**により1割負担（現役並み所得者は2割）となっています。

　高次脳機能障害の原因疾患（病気・けが）の保険適用分の医療費は、公的医療保険が適用されます。ただし、業務中・通勤途中の事故、交通事故（自損事故以外）は除きます。

　70歳未満および70歳以上の低所得者は、保険者に**限度額適用認定証**交付を受け、医療機関に提示すると、支払いが**自己負担限度額上限**までになります。

▶社会保険制度は、暮らしにおける「さまざまなリスク」に対応するための、公的な費用負担制度。医療保険、雇用保険、年金保険、介護保険、労災保険が含まれる

❷ 自動車保険

■交通事故の場合に適用される

　交通事故によるけがは、自損事故を除き、強制加入による**自賠責保険**が適用となります。

　保険金額が高額になる可能性もあるため、保険者に、**第三者の行為による傷病届**を提出し、医療保険を利用することもできます。

▶医療費限度額（120万円）を超える場合や、自損事故によるけがの場合は、任意保険の範疇となる

❸ 労災保険

■業務・通勤時の事故に適用される

　労災保険とは、**雇用保険**、**労働者災害補償保険**のことを指します。失業や、業務上のけが・障害などに対して保険給付が行われる制度です。

　業務中や通勤途中の事故には、労働者災害補償保険が適用されます。保険適用分についての自己負担は発生しませんが、**症状固定後は公的医療保険**に切り替わります。

　症状固定後、再発や後遺症による新たな傷病の発生を防ぐために、一定の条件を満たす方については、**アフターケア**の制度が活用できる場合もあります。

❹ 災害共済給付制度

■学校での事故に適用される

児童・生徒の**学校管理下**での事故は、**独立行政法人日本スポーツ振興セン ター**の災害共済給付の対象となります。学校を通じて手続きをし、医療費総額の 4/10 が給付されます。

❺ 自立支援医療制度（精神通院医療）

■医療費負担が軽減される

高次脳機能障害による**継続的な通院治療**が必要な場合は、**症状性を含む器質性精神障害**として申請を行うことができます。

医療費は原則 1 割負担となり、所得区分による負担上限月額が定められます。有効期限は 1 年間で、必要に応じて更新手続きを行います。

❻ 重度心身障害者医療費助成制度

■重症者には医療費助成が行われる

都道府県や市町村が実施する、障害者手帳所持者のなかでも重度の方の医療費を助成する制度です。内容は自治体によって異なります。

(内田美加)

Column：検査だけではわからない症状もある

検査では異常がなかったのに、「現実感がない」「人前で泣けてくる」などの症状がある、と訴える患者さんもいます。そんなとき支援者は、その訴えを否定せず、患者さんのつらい気持ちを傾聴し、症状の理解に努めます。

検査結果だけでは明らかにならない症状もあります。生活に支障が出ている患者さんに対しては支援者が寄り添い、主治医に相談しましょう。

(秋山尚也)

生活費の支援

❶ 経済不安を抱える患者さんは多い

　患者さんがポツリと経済不安を口にしたら、まずは傾聴しましょう。「お金がない」ことを語るのは、本来つらいものです。信頼関係が築けているからこそ、心を開いて本音を語ってくれたのかもしれません。

　そのうえで、以下に示す制度を活用できないか提案したり、医療ソーシャルワーカー（MSW）につないでもよいか、声かけするのがよいでしょう。

　解説した内容以外にも、経済的支援の方法はいくつも存在しています。ベッドサイドに近い看護師が患者さんのつぶやきを聞き逃さないことが、患者さんが安心して療養できる環境の整備につながるのです。

❷ 傷病手当金

■社会保険に基づき「休業補償」がなされる

　傷病手当金における**社会保険**加入者が病気・けがによって仕事を休まざるを得なくなった場合に支給されます。

　休業補償は、以下に示す4つの条件がそろった場合、1日につき標準報酬日額の2/3の金額が、1年6か月の範囲で支給される制度です。
①療養中
②労務不能
③引き続く3日間の待機を置いた4日目以降
④欠勤扱い（または給料が傷病手当金より少ない場合の差額）

　申請先は健康保険証に記載されている加入中の社会保険となりますが、まずは勤務先の「労務を扱う部署」に、休業に関する相談をしてみるのがよいでしょう。

▶支給される日の
考え方

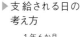

❸ 障害年金

■加入している年金によって適用される制度が異なる

　病気やけががもとで仕事や生活に一定以上の障害がある場合、現役世代であっても年金（障害年金）が支給される場合があります。高次脳機能障害は**器質性精神障害**として、**精神の障害用**の診断書を用いて申請を行います。

　診断書は原則、精神保健指定医または精神科医が記載しますが、高次脳機能障害のように受診科が多岐にわたる疾患の場合、脳神経外科やリハビリテーション科などの医師でも記載可能な場合があります。

20 歳未満や国民年金加入期間に初診日がある場合は**障害基礎年金**、厚生年金加入期間に初診日がある場合は**障害厚生年金**の対象となります。受給要件などが細かく定められているため、詳しい情報は独立行政法人日本年金機構のホームページをご参照ください。

④ 生活保護

■年金や手当による不足分を保障する制度

生活保護制度は、資産や能力などをすべて活用して得た世帯の収入が、国が定める最低生活水準に満たない場合、その**生活困窮の度合い**によって必要な保護を行い、**健康**で**文化的**な**最低限度の生活**を支援する制度です。申請窓口は、居住区の市町村役場の福祉窓口（福祉事務所）です。

年金や手当などの手続きが可能な場合や、土地や家屋の売却が可能な場合には、まずそちらを優先して検討すべき（**他法優先**）制度であることを知っておく必要があります。

⑤ 労災保険・労災年金

■障害の程度に見合った休業補償を行う制度

労働者災害補償保険（労災保険・労災年金）は、通勤途上の事故や業務上のけがなどに対し、必要な保険を給付する制度です。

治療期間の第4日目より、**休業補償給付**が支給されます。症状固定後は所定の診断書を提出し、1～7級は労災年金、8～14級は一時金の障害補償給付が行われます。

手続き先は、所属事業所の所在地管轄の**労働基準監督署**です。諸手続きは、勤務先と相談しながら進めていくのがよいでしょう。勤務先の応対などに困った際には、**労災保険相談ダイヤル**を活用してみてください。

⑥ 自動車保険

■自賠責保険は等級に応じた損害賠償を支払う制度

自動車保険は、**自賠責保険**と**任意保険**の2種類があります。

自賠責保険は、すべての自動車（原付含む）に加入義務があります。高次脳機能障害は「神経系統の機能または精神の障害」の後遺障害に該当し、身体の状況なども考慮して、1級～14級までの障害等級に応じた損害賠償額（上限4000万円）が定められています。

任意保険については、加入内容をご確認ください。

（内田美加）

▶独立行政法人日本年金機構ホームページ：
https://www.nenkin.go.jp/

▶労災保険相談ダイヤル：
☎0570-006031
（平日8:30～17:15）

▶自賠責保険についての詳細は、国土交通省ホームページや、「交通事故にあったときには」パンフレットを参照のこと

文献

1. 厚生労働省ホームページ：https://www.mhlw.go.jp/（2021.9.30アクセス）.
2. 厚生労働省 みんなのメンタルヘルス総合サイト：https://www.mhlw.go.jp/kokoro/（2021.9.30 アクセス）.
3. 国土交通省ホームページ：https://www.mlit.go.jp/（2021.9.30アクセス）.
4. 協会けんぽホームページ：https://www.kyoukaikenpo.or.jp/（2021.9.30アクセス）.
5. 日本年金機構ホームページ：https://www.nenkin.go.jp/（2021.9.30アクセス）.
6. 国立障害者リハビリテーションセンターホームページ：http://www.rehab.go.jp/（2021.9.30 アクセス）.

Column：支援者のケアについて

　家族やスタッフなどの「ケアをする人のためのケア」も重要です。

　例えば、患者さんが病院を退院した後、家族は、患者さんと常に生活を共にします。また、病院・施設のスタッフは、患者さんが入院・入所している間は、毎日ケアを行います。そのため、徐々にストレスが蓄積され、理解者が少ない場合は燃え尽き症候群となる可能性があるためです。

　家族に対しては、家族会の紹介や、専門家のカウンセリングを受けるよう勧めるなどの支援を検討します。また、病院・施設のスタッフに対しては、チーム内でカンファレンスを行い、情報共有や対応方法の検討を行うとともに、事例検討会を通して他の専門職種等の支援者の助言を受けることも有効と考えます。

（秋山尚也）

文献

1. 片桐伯真：高次脳機能障害が重度な例に対するリハビリテーション医の考え方. 2014；臨床リハ 23：1066-1073.

PART

4

経済的な支援

Column：脳卒中による「二次的障害」について

　脳卒中患者さんのうち、51.9％に抑うつ気分あるいはアパシー（無関心）を認めた[1]とする報告があります。これらの症状の発症機序には、以下の2種類があります。
①脳卒中によって脳の特定の部位が障害されて、うつ病が引き起こされる場合
②脳卒中後に「できないこと」と直面し、発症前とのギャップなどによってストレスが増大し、二次的にうつ傾向となる場合
　解決が難しいときには、精神科などの専門医に相談しましょう。必要に応じて薬物療法やカウンセリングなどの治療の対象となります。
　家族や支援者は、過度にできないことを指摘する、直面させることは避け、支持的かつ継続的な対応が必要です。

（秋山尚也）

文献

1．濱聖司：脳卒中後うつと意欲低下．高次脳機能研究2010；30：285-298.

症状別 対応がわかる早見カード

　高次脳機能障害は、症状が多彩で、複雑なものも多いです。そのため、患者さんや家族にうまく説明できなかったり、説明を理解してもらえなかったりして、困ることも少なくありません。

　そのため、患者さんや家族に説明するときに使える「早見カード」を作成しました。切り取って使えるようにしてありますので、お役立てください。

こんな症状ありませんか？

失語症

話す
- [ ] 言いたい言葉が出てこない（喚語困難）
- [ ] 思ったことと違う言葉を言ってしまう（錯語）
- [ ] たどたどしい話し方になる（発語失行）

聞く
- [ ] 複雑な内容や長い文、早口な話し方は理解が難しい
- [ ] 実物や実際に行動を見せるとできる

書き 読み
- [ ] 漢字・仮名・文章などが読めない・書けない
- [ ] 漢字・仮名・文章などの意味が理解できない

計算
- [ ] 計算ができなくなる

えっと……えっと……

こんな症状ありませんか？

失行

- [ ] 歯みがき粉の出し方がわからない

- [ ] スプーンを渡すと、くしのように使ってしまう

- [ ] 入浴の際、手が止まってしまい、次の動作を開始できない

- [ ] 食事でスプーンを使うが、うまく食材にスプーンを当てられない

- [ ] スプーンや箸など、食具の持ち方に違和感がある

失語症：対応のポイント

理解

■ 短い文でゆっくり、はっきり伝えましょう

■ ジェスチャーや絵、写真などを活用しましょう

表出

■ 理解できているか確認をしましょう

■ 選択肢や「はい／いいえ」で答えられる質問をしましょう

失行：対応のポイント

■ 歯みがき粉は、キャップが外れないタイプを選びましょう

■ 「入浴の手順書」を作成し、手順書を見ながら入浴しましょう

■ 食事の際は、利き手で食具、反対でお皿を持ち、食事動作が誘発されやすい状況をつくりましょう

■ スプーンなどは、クリップなどをつけて持ちやすくしましょう

失認

- ☐ 目の前にある物を探し出せない
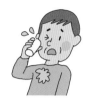
- ☐ 距離感がつかめず、こぼししてしまう

- ☐ 鏡に映った像と自分自身を判別できず、
  鏡に映った自分に手を伸ばしてしまう
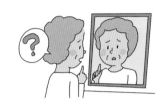
- ☐ 知人なのに、顔を見ても誰かわからない

半側空間無視

- ☐ 歩行の際、麻痺側の壁にぶつかる

- ☐ 食事の際、麻痺側の食べ物を、気づかずに残してしまう

- ☐ 着替えの際、麻痺側の袖を通すのを忘れてしまう
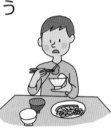
- ☐ 会話するとき、麻痺側から声をかけると気づかない

注意障害

- ☐ 周囲に気がそれる
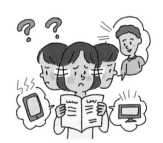
- ☐ 疲れやすい

- ☐ 集中できない

- ☐ 〝ながら〟作業ができない

- ☐ 切り替えができない

失認：対応のポイント

物を探す
- ■ 配置するものを減らし、探しやすくしましょう
- ■ 視覚以外にも、触覚など、別の感覚と合わせて判別しましょう

距離感
- ■ こぼれにくい、蓋つきの容器を使用しましょう
- ■ 見やすい「色のついた飲物」を用意しましょう
  （色が濃いと判断しやすい）

人の判別
- ■ 名前と関係性を伝えてから会話をしましょう
- ■ 判別のためのヒントを示しましょう
  （背丈、体型、ひげなど容貌の特徴、歩き方）

©浜松市リハビリテーション病院高次脳機能センター

半側空間無視：対応のポイント

歩行
- ■ 床にマーキングをしましょう
- ■ 首を回して辺りを見回す習慣をつけましょう

食事
- ■ 非麻痺側に食器を配置しましょう
- ■ 主食を麻痺側に配置しましょう（食べ残しに気づきやすくなる）

着替え
- ■ 鏡を見ながら着替えるようにしましょう
- ■ 鏡を見て確認する習慣をつけましょう

会話
- ■ 麻痺のない側から話しかけましょう
- ■ 麻痺のない側にテレビやスマートフォンなどを置かないようにしましょう

©浜松市リハビリテーション病院高次脳機能センター

注意障害：対応のポイント

- ■ 注意を引いてから声をかけましょう
- ■ 要点を簡潔に伝えましょう
- ■ 目に入る情報量を少なくしましょう
- ■ 色やコントラストを活用しましょう
- ■ スケジュール表やアラームを活用しましょう
- ■ 適度に休め、集中できる環境を見つけましょう
- ■ 安全確認や、やるべきことを繰り返し確認しましょう

©浜松市リハビリテーション病院高次脳機能センター

記憶障害

- ☐ 約束を忘れる
- ☐ 言われたことを忘れる
- ☐ 財布やスマートフォンを置いた場所を忘れる
- ☐ さっきやったことを忘れる
- ☐ 道順を忘れる
- ☐ 聞いた話が曖昧になる
- ☐ たくさんのことを覚えられない

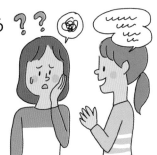

遂行機能障害

- ☐ 計画的に行動できない
- ☐ 臨機応変な対応・行動は苦手
- ☐ いくつかのことが同時にできない
- ☐ いくつかの情報を組み合わせ、判断する・行動することが苦手
- ☐ 深く考えることは苦手

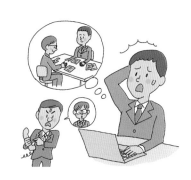

社会的行動障害

- ☐ 暴言・暴力で他人を傷つける、いつもイライラしている
- ☐ 後先を考えずに衝動的な行動をしてしまう
- ☐ 声が必要以上に大きく、落ち着いて話せない
- ☐ 自分から物事を始められない
- ☐ 1日中何もせずボーッとしている

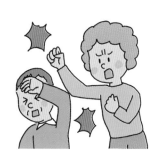

記憶障害：対応のポイント

- ■ 手帳、メモ、スマートフォンに記載しておきましょう
- ■ 以前の経験を利用しましょう
  - ➡ 受傷前のことは覚えているが、新しいことは覚えられないため
- ■ 絵や図を利用しましょう
  - ➡ 言語的記憶に比べ、視覚的記憶のほうが忘れにくいため
- ■ ジェスチャーをつけましょう
  - ➡ 体で覚えたことは忘れにくいため
- ■ 相手の言葉をオウム返しに繰り返して確認しましょう

©浜松市リハビリテーション病院高次脳機能センター

遂行機能障害：対応のポイント

- ■ 時間に余裕をもって行動しましょう

- ■ 事前に計画を立てておきましょう

- ■ 手順のマニュアルを作成しておきましょう

- ■ スマートフォン（リマインダー機能）を活用しましょう

©浜松市リハビリテーション病院高次脳機能センター

社会的行動障害：対応のポイント

- ■ 本人がイライラしたら、支援者はその場を離れましょう

- ■ 本人が一度怒ったことは、なるべくしないようにしましょう

- ■ 患者さんのことを感情的に批判したり、否定したりしないようにしましょう

- ■ 病前から親しみのある、取り組みやすい課題を提供しましょう

- ■ 患者さんに対して「なまけている」などと言わないようにしましょう

©浜松市リハビリテーション病院高次脳機能センター

「高次脳機能」の理解に役立つ略語

略語	フルスペル	和訳

A

ACA	anterior cerebral artery	前大脳動脈
Acom	anterior communicating artery	前交通動脈
ADL	activities of daily living	日常生活動作
AEDH	acute epidural hematoma	急性硬膜外血腫
AICA	anterior inferior cerebellar artery	前下小脳動脈
AN	aneurysm	動脈瘤
APO	apoplexy	脳卒中
ASDH	acute subdural hematoma	急性硬膜下血腫

B

BA	basilar artery	脳底動脈
BADS	Behavioural Assessment of the Dysexecutive Syndrome	遂行機能傷害症候群の行動評価
BBB	blood brain barrier	血液脳関門
BIT	Behavioural inattention test	行動性無視検査
BPSD	behavioral and psychological symptoms of dementia	行動心理症状
BT	brain tumor	脳腫瘍

C

CAG	cerebral angiography	脳血管造影
CAT	clinical assessment for attention	標準注意検査法
CBF	cerebral blood flow	脳血流量
CC	corpus callosum	脳梁
CCA	common carotid artery	総頸動脈
CI	cerebral infarction	脳梗塞
CN	cranial nerve	脳神経
CSF	cerebrospinal fluid	脳脊髄液
CSH	chronic subdural hematoma	慢性硬膜下血腫
CT	computed tomography	コンピュータ断層撮影
CVD	cerebrovascular disease	脳血管疾患

D

| DLB | dementia with Lewy body | レビー小体型認知症 |

E

| ECA | external carotid artery | 外頸動脈 |
| EDH | epidural hematoma | 硬膜外血腫 |

略語	フルスペル	和訳
F		
FIM	functional independence measure	機能的自立度評価法
FL	frontal lobe	前頭葉
FN	facial nerve	顔面神経
FTD	frontotemporal dementia	前頭側頭型認知症
G		
GCS	Glasgow coma scale	グラスゴー・コーマ・スケール
GP	globus pallidus	淡蒼球
H		
HDS-R	Revised-Hasegawa dementia scale	改訂長谷川式簡易知能評価スケール
HH	homonymous hemianopia	同名半盲
HI	head injury	頭部外傷
HIH	hypertensive intracerebral hemorrhage	高血圧性脳内出血
HSVE	herpes simplex virus encephalitis	単純ヘルペスウイルス脳炎
I		
IADL	instrumental activities of daily living	手段的日常生活動作
ICA	internal carotid artery	内頸動脈
ICF	International Classification of Functioning, Disability and Health	国際生活機能分類
ICH	intracerebral hemorrhage	脳内出血
IICP	increased intracranial pressure	頭蓋内圧亢進
IVH	intraventricular hemorrhage	脳室内出血
J		
JCS	Japan coma scale	ジャパン・コーマ・スケール
L		
LGB	lateral geniculate body	外側膝状体
LOC	loss of consciousness	意識消失
L-P	lumbo-peritoneal shunt	腰部クモ膜下腔-腹腔短絡術
M		
MA	motor aphasia	運動性失語
MCA	middle cerebral artery	中大脳動脈
MCI	mild cognitive impairment	軽度認知機能障害
MMSE	mini-mental state examination	ミニメンタルステート検査
MRA	magnetic resonance angiography	磁気共鳴血管造影
MRI	magnetic resonance imaging	磁気共鳴画像法
N		
NIHSS	National Institute of Health Stroke Scale	脳卒中重症度評価スケール

略語	フルスペル	和訳
NPH	normal pressure hydrocephalus	正常圧水頭症

O

略語	フルスペル	和訳
OC	optic chiasma	視神経交叉

P

略語	フルスペル	和訳
PCA	posterior cerebral artery	後大脳動脈
Pcom	posterior communicating artery	後交通動脈
PET	positron emission tomography	陽電子放射断層撮影
PICA	posterior inferior cerebellar artery	後下小脳動脈
PNS	peripheral nervous system	末梢神経系
	parasympathetic nervous system	副交感神経系

R

略語	フルスペル	和訳
rt-PA	recombinant tissue plasminogen activator	遺伝子組み換え 組織プラスミノゲンアクチベーター

S

略語	フルスペル	和訳
SAH	subarachnoid hemorrhage	くも膜下出血
SC	spinal cord	脊髄
SDH	subdural hematoma	硬膜下血腫
SLTA	standard language test of aphasia	標準失語症検査
SNS	sympathetic nervous system	交感神経系
SPECT	single-photon emission computed tomography	単光子放射型コンピュータ断層撮影
SPTA	standard performance test for apraxia	標準高次動作性検査

T

略語	フルスペル	和訳
TGA	transient global amnesia	一過性全健忘
TIA	transient ischemic attack	一過性脳虚血発作
TN	trigeminal nerve	三叉神経

V

略語	フルスペル	和訳
VA	vertebral artery	椎骨動脈
VaD	vascular dementia	血管性認知症
VBA	vertebrobasilar artery	椎骨脳底動脈
VPTA	visual perception test for agnosia	標準高次視知覚検査

W

略語	フルスペル	和訳
WMS-R	Wechsler memory scale-reviced	ウェクスラー記憶検査法

161

索　引

和文

あ

悪性脳腫瘍 ……………………… 30
アテローム血栓性脳梗塞 ……… 15
アパシー ………………………… 102
アルツハイマー型認知症 … 35, 59

い

意識障害 … 5, 16, 20, 23, 27, 30, 32, 37
一次運動野 ………………………… 9
一次聴覚野 ……………………… 11
易怒性 ……………………… 63, 102
易疲労性 ………………………… 63
意欲・発動性の低下 ……… 63, 98
医療費の支援 …………………… 147
医療保険 ………………………… 121
院内学級 ………………………… 116

う

ウィスコンシンカード分類検査
…………………………………… 97
ウェクスラー記憶検査法 ……… 94
ウェルニッケ・コルサコフ症候群
…………………………………… 35
ウェルニッケ失語 ……… 41, 68
ウェルニッケ野 ………… 11, 41
迂言 ……………………………… 69
運転再開 ………………………… 118
運動失語 ………………………… 9
運動障害 ………………………… 76
運動性言語野 …………… 9, 41
運動前野 ………………………… 9
運動麻痺 ………………… 16, 31

え

栄養障害 ………………………… 35
エラーレス学習 ………… 78, 94
嚥下障害 ………………………… 31
縁上回 …………………… 10, 44

お

音韻性錯語 ……………………… 69
音声言語 ………………………… 72

か

介護支援専門員 ………………… 133
介護施設 ………………………… 109
介護保険 ………………… 103, 122
　───サービス ……………… 133
　───制度 …………………… 144
回想記憶 ………………………… 59
外的手がかり …………………… 98
開頭クリッピング術 …………… 23
海馬 ……………………………… 58
外泊訓練 ………………………… 98
海馬傍回 ………………………… 11
回復期病院 ……………………… 104
外来リハビリテーション ……… 103
解離性動脈瘤 …………………… 22
会話のまとまり ………………… 99
会話の観察 ……………………… 70
かかりつけ医の選定 …………… 108
角回 ……………………… 10, 42, 45
書くことの障害 ………………… 70
確認行動 ………………………… 85
家族会 …………………………… 136
家族へのケア …………………… 104
学校との協働 …………………… 116
活動へのアプローチ …………… 112
下頭頂小葉 ……………………… 10
感覚失語 ………………………… 11
感覚障害 ………………… 5, 31
間隔伸長法 ……………………… 95
感覚性言語野 …………………… 41
環境調整 ………………… 83, 92, 98
喚語困難 ………………… 41, 68
観念運動失行 …………… 10, 44, 78
観念失行 ………………… 10, 45, 78
間脳 ……………………………… 5
顔面麻痺 ………………………… 31

き

記憶更新検査 …………………… 90
記憶障害 ………… 24, 33, 63, 93
聞くことの障害 ………………… 69
きっかけづくり ………………… 113
拮抗失行 ………………………… 47
気分障害 ………………… 5, 24
基本的の労働習慣の再獲得 …… 112
記銘力障害 ……………… 24, 31
逆向性健忘 ……………………… 59

か

休業補償 ………………………… 149
弓状束 …………………… 10, 41
急性期病院 ……………………… 104
急性硬膜外血腫 ………………… 27
急性硬膜下血腫 ………………… 27
局所の神経症状 ………… 20, 30
虚血性脳卒中 …………………… 14
居宅介護 ………………………… 144

く

空間性注意障害 ………………… 88
くも膜 …………………………… 2
　───下出血 …………… 22, 34
訓練等給付 ……………………… 143

け

ケアマネージャー ……………… 133
血腫ドレナージ術 ……………… 34
血栓溶解療法 …………………… 15
ゲルストマン症候群 …………… 10
言語中枢 ………………………… 15
幻視 ……………………………… 55
見当識障害 ……………… 16, 24
限度額適用認定証 ……………… 147
健忘失語 ………………………… 41
健忘症 …………………………… 16

こ

構音障害 ………………… 40, 139
後期高齢者医療制度 …………… 147
公共職業安定所 ………………… 135
口腔顔面失行 …………… 45, 78
高血圧 …………………………… 21
　───性脳出血 ……………… 18
高次運動野 ……………………… 9
高次脳機能障害支援普及事業 … 130
高次脳機能障害支援マップ …… 127
構成障害 ………………… 51, 78
厚生年金 ………………………… 150
交通事故 ………… 121, 135, 147
公的医療保険 …………………… 147
行動・心理症状 ………………… 36
行動性無視検査 ………………… 84
後頭葉 …………………… 12, 52
硬膜 ……………………………… 2
交連線維 ………………… 18, 47
国民年金 ………………………… 150
語性錯語 ………………………… 69

語想起の障害 ……………………… 68
コミュニケーション障害 ………… 63
コミュニケーションノート ……… 75
雇用保険 …………………………… 147
孤立 ………………………………… 17

さ

災害共済給付制度 ………………… 148
再帰性発話 ………………………… 69
在宅サービス ……………………… 98
錯語 ………………………………… 68
錯視 ………………………………… 55
錯文法 ……………………………… 69
鎖骨下動脈 ………………………… 3

し

支援拠点機関 ……………………… 130
視覚失認 ……………………… 52, 82
視覚野 ………………………… 12, 52
視空間認知の障害 …………… 31, 48
思考力の低下 ……………………… 63
自己教示法 ………………………… 98
自己肯定感 ………………………… 85
自己喪失感 ………………………… 72
自己負担限度額上限 ……………… 147
視床 ………………………………… 5
　　──下部 …………………………… 5
肢節運動失行 ……………………… 46
持続性の障害 ……………………… 88
失禁 ………………………………… 47
失見当識 …………………………… 59
失語 ……………… 5, 16, 31, 63, 68
　　──症 ……………………… 40, 76
　　──症鑑別診断検査 …………… 70
失行 ……………………… 31, 44, 46
失書 …………………………… 42, 68
失調 ………………………………… 76
失読 …………………………… 42, 68
　　──失書 ………………… 10, 43
失認 …………………………… 52, 80
失文法 ……………………………… 69
自動車学校 ………………………… 119
自動車保険（自賠責保険）
　　………………………… 147, 150
自発性の低下 ………………… 17, 31
社会的行動障害 ……………… 64, 99
社会的孤立 ………………………… 105
社会福祉担当課 …………………… 132
社会保険 …………………………… 149
ジャルゴン ………………………… 68
シャント手術 ………………… 24, 34
就学 ………………………… 116, 146
習慣化 ……………………………… 112
重度失語症検査 …………………… 71

重度心身障害者医療費助成制度
　　………………………………… 148
就労 ………………… 110, 134, 146
　　──移行支援 …………………… 144
　　──継続支援 ……… 103, 110, 144
出血性脳卒中 ……………………… 14
腫瘍局在 …………………………… 31
純粋失書 ……………………… 43, 70
純粋失読 ……………………… 42, 70
障害基礎年金 ……………………… 150
障害厚生年金 ……………………… 150
障害者雇用 ………………………… 110
障害者雇用率制度 ………………… 140
障害者支援相談所 ………………… 146
障害者就業・生活支援センター
　　………………………………… 135
障害者職業能力開発校 …………… 117
障害者総合支援制度 ……………… 143
障害者相談支援事業所 …………… 133
障害者手帳 ……… 121, 132, 139, 146
障害年金 …………………………… 149
障害福祉サービス ……… 103, 121
松果体 ……………………………… 5
上行性網様体賦活系 ……………… 5
常識の欠如 ………………………… 63
情動失禁 …………………………… 63
情動障害 …………………………… 31
上頭頂小葉 ………………………… 48
情動の低下 ………………………… 102
小児 ………………………………… 116
小脳 ………………………………… 7
　　──虫部 …………………………… 7
　　──テント ………………………… 3
　　──半球 …………………………… 7
傷病手当金 ………………………… 149
情報の取捨選択 …………………… 89
静脈洞 ……………………………… 3
職業準備性 ………………………… 111
触覚失認 …………………………… 52
食器配置の検討 …………………… 86
自律訓練 …………………………… 144
自立支援医療制度 ………………… 148
シルビウス裂 ……………………… 11
事例検討会 ………………………… 126
神経疲労 ……………………… 93, 98, 99
神経変性疾患 ……………………… 35
心原性脳塞栓症 …………………… 15
心身機能へのアプローチ ………… 111
新造語 ……………………………… 69
身体失認 …………………………… 54
身体障害者手帳 …………………… 139
診断書 …………………… 119, 146
心理的側面への支援 ……………… 137

す

遂行機能障害 ………… 24, 31, 62, 96
　　────症候群の行動評価
　　………………………………… 100
髄質 ………………………………… 4
錐体路 ……………………………… 9
髄膜 ………………………………… 2
　　──炎 …………………………… 32
頭痛 ………………………………… 30
スモールステップ ………………… 113

せ

生活介護 …………………………… 144
生活訓練 …………………………… 103
生活費の支援 ……………………… 149
生活保護 …………………………… 150
正常圧水頭症 ……………………… 24
精神障害者保健福祉手帳 … 139, 146
精神通院医療 ……………………… 148
精神保健福祉士 …………………… 132
精神保健福祉センター …………… 132
舌状回 ……………………………… 53
楔前部 ……………………………… 54
前向性健忘 ………………………… 59
前大脳動脈 ………………………… 3
選択性の障害 ……………………… 88
前頭前野 ……………………… 9, 62
前頭葉 ………………………… 9, 41
　　──機能低下 …………………… 63
　　──連合野 ……………………… 56
全般性注意障害 …………………… 88
全般的精神障害 …………………… 76
全般的知能低下 …………………… 51
せん妄 ……………………… 5, 16, 37

そ

相談支援コーディネーター …… 131
相貌失認 ………………… 11, 53, 80
即時記憶 …………………………… 61
側頭葉 …………… 11, 33, 41, 52, 58
側頭連合野 ………………………… 52

た

退院後の不安 ……………………… 105
退院支援看護師 …………………… 108
退院前カンファレンス …………… 122
帯状回 ……………………………… 54
対人技能・基本的労働習慣 …… 111
体性感覚野 ………………………… 10
大脳鎌 ……………………………… 3
大脳縦裂 …………………………… 4
大脳皮質 ………………………… 4, 8, 58
大脳辺縁系 ………………………… 8

脱水 ……………………………… 37
脱抑制 …………………………… 63, 99
短期記憶 ………………………… 58
単純ヘルペス脳炎 ……………… 33

ち

チアミン欠乏 …………………… 35
地域活動支援センター機能強化事業
 ………………………………… 144
地域支援ネットワーク ………… 126
地域障害者職業センター ……… 135
地域生活支援事業 ……………… 144
地域包括支援センター ………… 133
逐次読み ………………………… 70
地誌的失認 ……………………… 80
知的障害 ………………………… 116
知能障害 ………………………… 76
知能低下 ………………………… 31
遅発性虚血性脳神経症状 ……… 23
着衣失行 ………………………… 45, 78
注意障害 … 17, 24, 56, 63, 88, 93
中心溝 …………………………… 46
中心後回 ………………………… 10
中大脳動脈 ……………………… 3
聴覚失認 ………………………… 52
長期記憶 ………………………… 58
鳥距溝 …………………………… 12
陳述記憶 ………………………… 61

つ

椎骨動脈 ………………………… 3
通所系サービス ………………… 103
通所リハビリテーション ……… 122

て

低栄養 …………………………… 35
定期的な受診 …………………… 108
手順書 …………………………… 79
てんかん ………………………… 116
転倒・転落 ……………………… 16, 80
伝導失語 ………………………… 10, 41
転導性の障害 …………………… 88
展望記憶 ………………………… 59

と

頭蓋内圧亢進 …………………… 30
道具の使用障害 ………………… 45
頭頂葉 …………………… 10, 44, 48, 54
頭頂連合野 ……………………… 10, 51
頭部外傷 ………………………… 26, 34
同名半盲 ………………………… 49, 84
特発性正常圧水頭症 …………… 34
独立行政法人日本年金機構 …… 150

な

内頸動脈 ………………………… 3
なぞり読み ……………………… 42, 70
軟膜 ……………………………… 2

に

二次的障害 ……………………… 116, 121
日常生活での困りごと ………… 102
日常生活動作の維持 …………… 109
日弁連交通事故相談センター … 135
尿失禁 …………………………… 24
任意保険 ………………………… 150
認知機能低下 …………… 6, 16, 31, 37
認知行動療法 …………………… 101
認知症 …………………… 5, 34, 51, 80

の

脳炎 ……………………………… 32
脳回 ……………………………… 11
脳幹 ……………………………… 6
　――網様体 …………………… 6
脳虚血 …………………………… 24
脳血管障害 ……………………… 14, 144
脳血管性認知症 ………………… 35
脳血管攣縮 ……………………… 23
脳溝 ……………………………… 2
脳梗塞 …………………………… 15, 42
脳挫傷 …………………………… 27, 56
脳出血 …………………………… 16, 18, 56
脳腫瘍 …………………………… 30
脳症 ……………………………… 32
脳神経核 ………………………… 6
脳振盪 …………………………… 28
脳卒中 …………………………… 14
脳底動脈 ………………………… 3
脳動脈瘤 ………………………… 22
脳浮腫 …………………………… 16, 30
脳梁 ……………………………… 15, 47
　――離断症状 ………………… 47

は

発語失行 ………………………… 68
発動性の低下 …………………… 99
発熱 ……………………………… 37
話すことの障害 ………………… 68
ハローワーク …………………… 135
半側空間無視
 ………… 16, 47, 48, 78, 80, 84, 88

ひ

ピアサポート …………………… 136
引きこもり防止 ………………… 122
皮質性運動失語 ………………… 41

皮質性感覚失語 ………………… 41
皮質聾 …………………………… 11
ビタミンB$_1$欠乏 ……………… 35
左片麻痺 ………………………… 54
左手の失行 ……………………… 47
非陳述記憶 ……………………… 61
びまん性損傷 …………………… 26
標準意欲検査法 ………………… 100
標準高次視知覚検査 …………… 80
標準高次動作性検査 …………… 76
標準失語症検査 ………………… 70
標準注意検査法 ………………… 90
病態失認 ………………… 16, 54, 80

ふ

不安 ……………………… 86, 99, 137
復学 ……………………………… 116
福祉サービス …………………… 133, 142
福祉的就労 ……………………… 110
復職 ……………………………… 110, 140
服薬管理 ………………………… 21
物体失認 ………………………… 11, 52
不登校 …………………………… 116
ブローカ失語 …………………… 41, 68
ブローカ野 ……………………… 9, 41
分離脳 …………………………… 42

へ・ほ

ヘルパー ………………………… 144
勉強会 …………………………… 126
便秘 ……………………………… 37
紡錘状回 ………………………… 11, 53
訪問看護 ………………………… 122
訪問リハビリテーション ……… 122
保健所 …………………………… 132
保健センター …………………… 132
歩行障害 ………………………… 24, 34
保続 ……………………………… 69
補足運動野 ……………………… 9

ま・み

街並失認 ………………………… 53, 80
麻痺 ……………… 15, 23, 76, 139
慢性硬膜下血腫 ………………… 34
右片麻痺 ………………………… 76
道順障害 ………………………… 54, 80

む・も

無気力 …………………………… 47
無言 ……………………………… 47
無視症候群 ……………………… 48
問題解決訓練 …………………… 97

ゆ・よ

優位半球	9, 46
陽性知覚症状	55
読むことの障害	70

ら・り

ラクナ梗塞	15
離床	89
離職	121
リバーミード行動記憶検査	93
リハビリの継続	121
療育手帳	139
療養病院	109
臨時適性検査	119
臨床心理士	132

れ・ろ

レビー小体型認知症	55
連合線維	18, 56
廊下へのマーキング	86
労災年金	150
労災保険	134, 147, 150
労働基準監督署	150
労働者災害補償保険	147, 150

欧文

APT	92
BADS	97, 100
BBB	32
BIT	84
CAS	100
CAT	90
CPT	90
DEX	100
NASVA	135
PASAT	56, 90
PQRST法	95
RBMT	93
SLTA	70
SPTA	76
TBI-31	100
VPTA	80
WAB失語症検査	71
WCST	97
WMS-R	94

高次脳機能障害の
病態・ケア・リハがトータルにわかる

2021年10月27日　第1版第1刷発行	編　著	浜松市リハビリテーション病院 高次脳機能センター
2024年 6月10日　第1版第2刷発行		
	発行者	有賀　洋文
	発行所	株式会社 照林社
		〒112-0002
		東京都文京区小石川2丁目3-23
		電　話　03-3815-4921（編集）
		03-5689-7377（営業）
		https://www.shorinsha.co.jp/
	印刷所	広研印刷株式会社